SENCILLO Y NATURAL
masaje facial

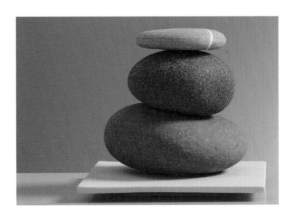

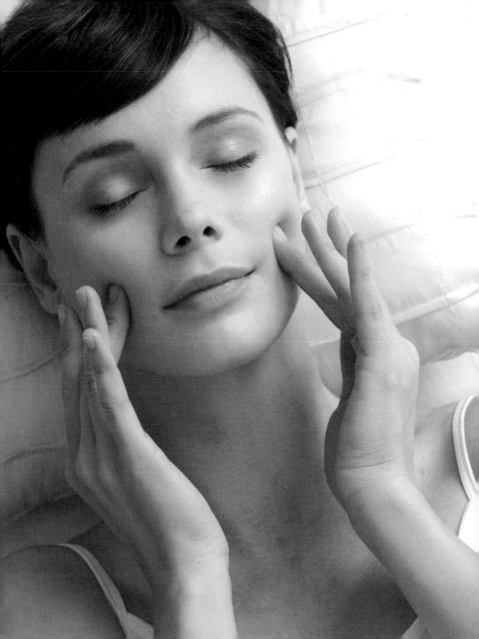

Rutinas de 5 minutos para

cualquier persona
cualquier momento
cualquier lugar

SENCILLO Y NATURAL

masaje facial

BLUME   Beata Aleksandrowicz

BLUME

Título original:
Quick & Easy Face Massage

Traducción:
Laura Collet Texidó

Revisión técnica de la edición en lengua española:
Juan Antonio Sáez Rodriguez
Licenciado en Educación Física (INEF-Cataluña)
Director del Polideportivo Municipal de Hernani (Guipúzcoa)
Quiromasajista

Coordinación de la edición en lengua española:
Cristina Rodríguez Fischer

Primera edición en lengua española 2009

© 2009 Naturart, S.A. Editado por Blume
Av. Mare de Déu de Lorda, 20
08034 Barcelona
Tel. 93 205 40 00 Fax 93 205 14 41
E-mail: info@blume.net
© 2009 Duncan Baird Publishers Ltd, Londres
© 2009 del texto Beata Aleksandrowicz

I.S.B.N.: 978-84-8076-820-7

Impreso en China

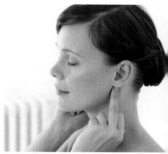

A mi hijo Igor; por el viaje de
descubrimiento de su propio rostro.

contenido

introducción

A lo largo de los muchos años trabajando como terapeuta especializada en masaje facial, he tenido el honor de acariciar la cara de personas a quienes no conozco personalmente, pero que han acudido a mí en busca de tratamiento. He descubierto que el rostro puede respirar –al menos, debería hacerlo–, pero que a menudo permanece congelado. He escrito este libro confiando firmemente en que las sencillas técnicas que contiene le ayudarán a cuidar del suyo. Con estos masajes podrá liberar tensiones, dar brillo a los ojos, color a las mejillas y suavizar las facciones; y lo que es aún más importante, descubrirá su propio rostro.

por qué es importante el masaje facial

Durante siglos, el rostro ha desempeñado un papel importante en el cuidado general del cuerpo; incluso los indios nativos de América y los antiguos egipcios utilizaban técnicas especiales para tratar esta zona. Por este motivo, es extraño que en las últimas décadas hayamos tendido a pasarlo por alto en los tratamientos de masaje. El masaje facial estimula la circulación, reafirma la piel, tonifica los músculos, aumenta el flujo linfático y ayuda a liberar endorfinas, la hormona de la felicidad –lo que explica por qué, tras recibir uno, nos sentimos y parecemos más jóvenes y seguros de nosotros mismos.

En el rostro se concentran casi 600 terminaciones nerviosas que podemos estimular. Según la medicina tradicional china, todos estos puntos están relacionados con distintos órganos, por lo que puede decirse que, cuando nos damos un masaje facial, nos lo estamos dando a todo el cuerpo. La medicina china también sostiene que los canales de energía, conocidos como *meridianos*, no solo circulan por el cuerpo sino también por la cara. Los masajes pueden estimular estos canales, haciéndonos sentir más ligeros y renovados.

redescubrir su rostro

El rostro es una zona íntima del cuerpo. Podemos tocar la mano de alguien sin conocerlo bien, pero no ocurre lo mismo con la cara. Nuestro rostro es algo muy personal, es nuestra identidad. ¿Alguna vez se ha mirado al espejo y se ha preguntado quién es esta persona? ¿Quién se encuentra detrás de esta cara? A veces mis clientes me dicen que, cuando se miran al espejo, ya no se reconocen. Sienten que han «perdido» su cara, que el reflejo del espejo ya no concuerda con quien ellos sienten que son.

Vivimos en una época en que se espera y se exige mucho de nosotros. Debemos ser buenos empleados, buenos cónyuges y buenos padres. Debemos dar constantemente resultados y, al mismo tiempo, parecer felices y satisfechos. El lenguaje muestra cuánto reflejamos en el rostro estas exigencias. Desde el momento en que nos levantamos de la cama tenemos que «plantarle cara al mundo». En el trabajo tenemos que «hablar cara a cara», «plantar cara a los hechos» o evitar «que se nos caiga la cara de vergüenza». Y, al final del día, «poner buena cara» ante la vida. Nuestros músculos faciales, a medida que se enfrentan a todos estos retos, van agotándose y acumulando tensión, lo que hace que nuestra expresión se vuelva más rígida y tensa que cuando tenemos la cara relajada.

Entre mis clientes hay personas que han pasado por experiencias traumáticas de parálisis facial. Tratándolos, me he dado cuenta de que solo pueden obtenerse resultados positivos si antes ellos han aceptado su rostro. Una de las mejores maneras para que esto ocurra es a través del tacto. Un suave masaje, o simplemente tomarnos la cara entre las manos con calidez y afecto, puede aportar beneficios extraordinarios.

una propuesta alternativa

Sin embargo, hoy en día para mucha gente la solución a esta «pérdida del rostro» pasa por caros tratamientos antienvejecimiento: cremas reafirmantes, gels, inyecciones, operaciones… El masaje facial ofrece una maravillosa alternativa a todo esto. Tras años de dedicación, he comprobado cómo éste puede ralentizar eficazmente el proceso de envejecimiento, sobre todo cuando se combina con un buen cuidado dermatológico y un estilo de vida sano. Quiero compartir con usted mi firme convicción de que no existe tratamiento antiedad comparable al tacto humano y que, si éste se realiza

8

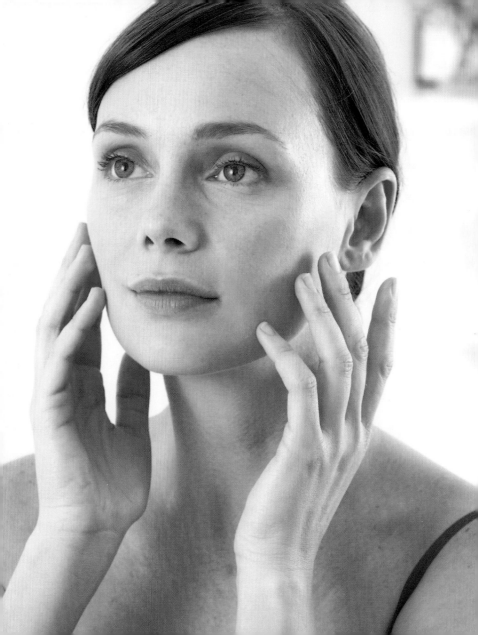

siguiendo correctamente una serie de técnicas, el rostro puede experimentar cambios visibles. Todos los días compruebo cómo los músculos faciales se relajan con sólo poner las manos sobre la cara.

En el ámbito de la medicina, cada vez más gente busca tratamientos naturales y holísticos que complementen las recetas alopáticas. Del mismo modo, los masajes faciales son un método natural para cuidar su rostro, que puede ser combinado con su tratamiento de belleza cotidiano. Con este libro quiero darle la oportunidad de sentir los beneficios de esta alternativa «manual».

¿a quién puede beneficiar?

A todo el mundo, ¡por supuesto! Jóvenes y mayores, hombres y mujeres, bebés y adolescentes. El tacto tiene el poder de equilibrar las emociones y cicatrizar las heridas, tanto físicas como emocionales. Siempre existe una técnica apropiada para usted: si es estudiante y necesita relajarse antes de un examen importante, si es una madre ajetreada que necesita una inyección de energía o si simplemente quiere verse y sentirse estupendo para una noche especial. Por otro lado, si sufre frecuentemente algún tipo de trastorno común, como dolor de cabeza, sinusitis, ansiedad o insomnio, encontrará masajes que le ayudarán a restaurar el equilibrio de su organismo. Además, con las técnicas que aparecen a partir del capítulo 6, podrá hacer partícipes a sus seres queridos y ayudarles a través del tacto a superar situaciones difíciles o mostrarles lo importantes que son para usted.

Pero lo más relevante de todo es que, a través del masaje facial, puede empezar a comunicarse con su propio rostro y descubrir el ser bello y único que hay en usted. No hay nadie como usted y nunca podrá crearse de nuevo. Esta naturaleza única es su fuerza. Usted es hermoso. Sí, lo es. Y el masaje facial le puede ayudar a ponerse en contacto consigo mismo.

el mejor estilo de vida para su piel

Un rostro saludable requiere una piel luminosa y bien cuidada; para ello es necesario seguir una dieta equilibrada y tener un estilo de vida sano y complaciente. Para tener un buen cutis es muy importante aportarle agua, vitaminas y minerales, además de dormir las horas necesarias. Estas pautas sencillas mejorarán su piel y su estilo de vida:

- Beba abundante agua; al menos dos litros al día.
- Mastique bien la comida y evite comer cuando esté estresado, con prisas o trabajando.
- Si toma alcohol, beba sólo de su vaso, y alterne la bebida alcohólica con agua o un refresco.
- Evite el exceso de sal y azúcar en la dieta.
- El café es un estimulante que deshidrata la piel; opte por una infusión.

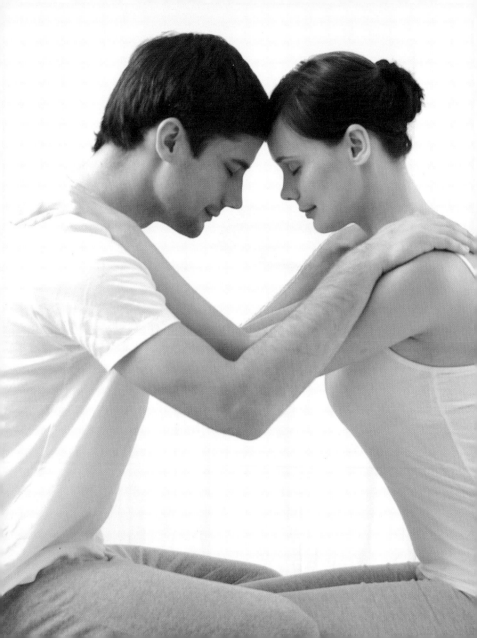

- Haga ejercicio o camine a paso ligero al menos 30 minutos al día.
- Protéjase siempre la piel de los efectos nocivos del sol.
- Utilice cosméticos de calidad, preferiblemente sin perfume, sin sustancias químicas ni conservantes, y que contengan vitaminas A, C y E.

contraindicaciones

Ninguno de los ejercicios propuestos en este libro es peligroso; no obstante, existen varias contraindicaciones para los masajes en general. Bajo estas líneas puede encontrar una lista de las más comunes, pero si tiene alguna duda, consúltela con su terapeuta.

- Si tiene el cutis irritado o inflamado.
- Si tiene fiebre. Los masajes estimulan el metabolismo y pueden hacer que la temperatura del cuerpo suba aún más.
- Si recientemente ha sufrido alguna lesión en el rostro o el cuero cabelludo, o ha tenido un accidente que le haya provocado fracturas en el cráneo, heridas abiertas o cicatrices y hematomas severos.
- Si sufre algún dolor o espasmo persistente en los músculos de la cara. Debe tener especial cuidado al darse un masaje facial si:
- Está embarazada. No ejerza presión estática en ningún punto de la cara, y emplee técnicas basadas en caricias suaves o en tomar la cara entre las manos. Tenga en cuenta que algunos aceites esenciales pueden ser peligrosos.

13

- Tiene problemas de tiroides. No realice ejercicios de cuello, ya que pueden afectar al funcionamiento de la glándula tiroidea.
- Tiene la piel grasa. Evite los movimientos fuertes y circulares, ya que hacen que los poros aumenten la producción de grasa (sebo).

las reglas de oro

Los ejercicios de este libro le ayudarán a liberar la tensión que el rostro acumula durante el día. Algunas técnicas incluyen el cuero cabelludo, el cuello y los hombros, además de estiramientos, ya que en la cara se reflejan las molestias acumuladas en cualquier parte del cuerpo, y estas zonas en concreto son especialmente problemáticas para muchas personas.

Quiero poner de relieve una serie de reglas de oro para que haga el mejor uso posible de este libro.

- Respiración: se dará cuenta de que todas las técnicas empiezan poniendo énfasis en la respiración. Concentrándose en ella, conseguirá conectar consigo mismo y relajarse, lo que hace que los músculos también lo hagan y sea mucho más fácil liberar la tensión que acumulan. La respiración consciente relaja nuestra mente rápidamente, por lo que podrá sentir los beneficios de la técnica que emplee incluso si sólo dispone de cinco minutos.
- Preparación: lea todo el ejercicio antes de empezar el masaje. Algunas técnicas requieren la estimulación de los puntos de presión del rostro, por

lo que es importante que conozca dónde están situados (necesitará un espejo). Si está bien preparado se relajará mucho más.

- Silencio: procure crear un ambiente apropiado para el masaje, con el mínimo de ruido y distracciones posibles. Cuanto más relajado esté al practicar un ejercicio, mayor tensión liberará.

- Tomarse la cara entre las manos: a menudo encontrará la técnica de tomarse la cara entre las manos al inicio o al final de un ejercicio. Se trata de una manera eficaz de desconectar la mente y centrarse en uno mismo, e incluso puede utilizarlo en casos de emergencia si no tiene a nadie que pueda darle un masaje.

- Puntos de presión: algunas técnicas utilizan puntos de presión (también conocidos como puntos de digitopresión). Presione gradualmente el músculo a medida que exhale y aguante unos segundos. Este momento es el más importante, ya que es cuando se libera mayor tensión.

- Aceites y cremas: en algunas técnicas se empelan cosméticos. Le recomiendo que utilice sus cremas habituales, pero en mayor cantidad.

- Repetición: el éxito de los ejercicios depende de cuán a menudo los realice. Por ejemplo, no eliminará con un solo masaje una tensión persistente en la mandíbula, sino que tendrá que repetirlo varias veces para sentir los resultados gradualmente. Esto se recomienda especialmente en los ejercicios antienvejecimiento del capítulo cinco.

cuándo y dónde

Lo maravilloso de este libro es que puede realizar las técnicas que en él aparecen en cualquier lugar y en cualquier momento. Llévelo consigo de vacaciones, dése uno de sus masajes en el parque o en el trabajo cuando se sienta abrumado. Incluye ejercicios energizantes, que puede practicar durante un desplazamiento por asuntos de negocios, o relajantes, para realizar en la cama antes de dormir. Los hay para liberar la tensión acumulada en las diferentes zonas de su rostro o para ralentizar el proceso de envejecimiento del cutis.

En algunas ocasiones, el masaje facial le permitirá liberar sentimientos o templar emociones. Por la mañana le ayudará a afrontar el día o le reconfortará en momentos difíciles, como épocas de exámenes o períodos en que se sienta triste o decaído. Tenga siempre el libro cerca y recuerde que, cuando cuida de su rostro, está cuidando de todo tu ser.

masaje compartido

También puede disfrutar de la alegría de dar compartiendo un masaje con algún ser querido. Recibir una caricia afectuosa es algo que a todos nos hace bien y, dando un sencillo masaje facial de cinco minutos, podemos mostrar más afecto hacia la pareja, los hijos o los amigos que con un millón de palabras. Y lo maravilloso es que, entregando, ¡se recibe tanto!

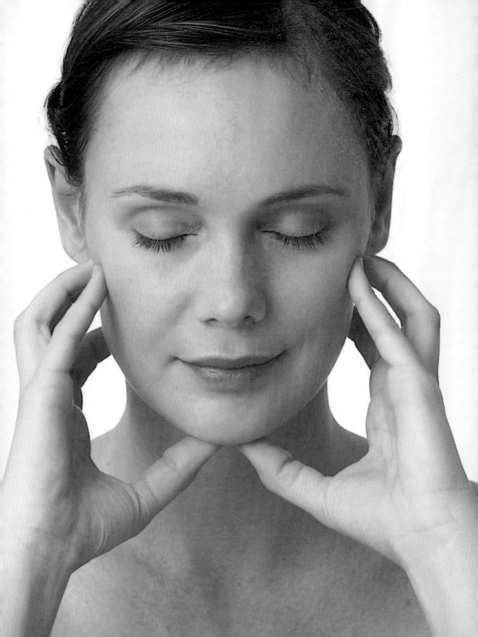

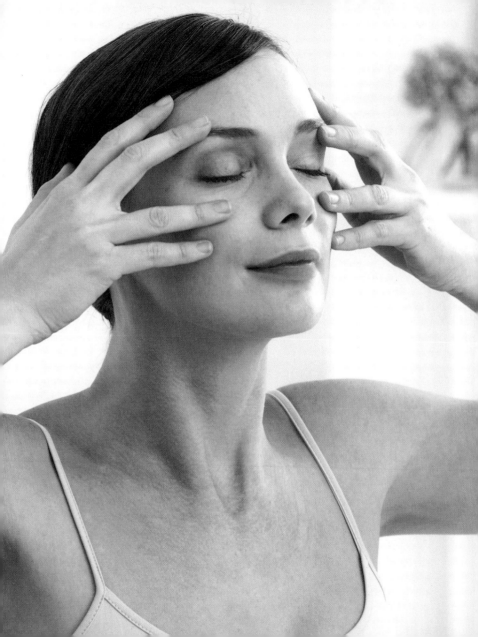

cómo utilizar este libro

El libro está organizado por momentos del día y por entornos o situaciones concretas —un masaje para la ducha, para antes de una reunión, para liberar estrés, para inyectarse energía, para compartir un momento de tranquilidad con un ser querido, etc. No obstante, no es necesario que siga un orden establecido: simplemente, empiece por una página, cualquiera que le interese. Sería bueno que se familiarizara con las técnicas que probablemente más vaya a necesitar, como por ejemplo, las incluidas en los apartados «En la cama» (pág. 42), «Destensar la mandíbula» (pág. 58) o «Tonificar el rostro» (pág. 104).

Adapte su rutina diaria para dedicarse 10 ó 15 minutos y procure cumplirlos. Emplee este tiempo para darse un masaje terapéutico y luego fíjese en si se siente o no más relajado y vigorizado. Ponga en práctica las técnicas con sus amigos, su pareja, sus padres o sus hijos. Propóngales un masaje como actividad para pasar un tiempo juntos y pregúnteles cómo se sienten al hacerlo. Estoy segura de que les encantará. Experimentar el tacto de un ser querido aporta una gran alegría y satisfacción, es una manera de abrirnos y dejar que los demás se abran —una experiencia que recomiendo a todo el mundo.

a cualquier hora

Un masaje facial matutino le despertará los músculos de la cara y le ayudará a sentirse vigorizado. Un suave masaje por la noche liberará la ansiedad que acumula durante la jornada. Tomándose tan solo cinco minutos al día para cuidar su rostro verá y sentirá los beneficios a todas horas.

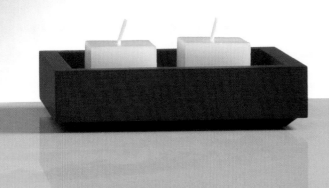

despertar matutino
estimulante

activa la circulación y despierta su rostro

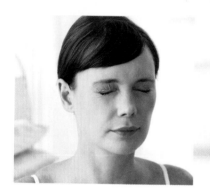
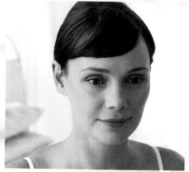

1 Siéntese en el extremo de la cama, con los pies firmes en el suelo. Repose las manos sobre el regazo y relaje la espalda, que debe estar recta. Respire despacio tres veces. Después, cuando espire, cierre los ojos. Inhale y exhale despacio tres veces. En la próxima exhalación, cierre los ojos y apriete los párpados con todas sus fuerzas. Aguante y cuente hasta tres.

2 Inhale y abra los ojos. Espere tres segundos hasta que vuelva a ver con claridad; luego, espire de nuevo, cierre los ojos y apriételos al máximo. Aguante, cuente hasta tres y ábralos. Repita los pasos 1 y 2 cinco veces, asegurándose de contar hasta tres cada vez que abra y cierre.

22

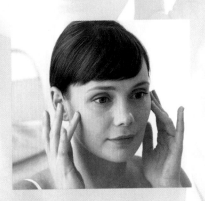

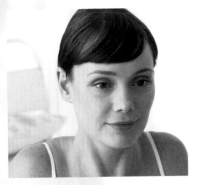

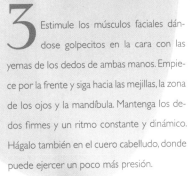

3 Estimule los músculos faciales dándose golpecitos en la cara con las yemas de los dedos de ambas manos. Empiece por la frente y siga hacia las mejillas, la zona de los ojos y la mandíbula. Mantenga los dedos firmes y un ritmo constante y dinámico. Hágalo también en el cuero cabelludo, donde puede ejercer un poco más presión.

4 Relaje los brazos a cada lado del cuerpo y respire profundamente dos veces. Después espire y levante los hombros como si quisiera tocarse las orejas con ellos. Aguante en esta postura y cuente hasta cinco, luego espire y, con un golpe seco, devuélvalos a su posición normal. Asegúrese de que bajan completamente relajados y sin crear resistencia. Repita tres veces.

23

1

Mójese el pelo y aplíquese champú. Respire profundamente y coloque las manos sobre la cabeza con suavidad. Despacio pero con firmeza, dibuje círculos por todo el cuero cabelludo con los cinco dedos de las manos. Tenga cuidado de no frotarse la piel; simplemente mueva los músculos que hay debajo para liberar la tensión. Aclarare el pelo y aplique acondicionador.

2

Compruebe que el agua de la ducha esté tibia. Échese en las palmas un poco de jabón o gel exfoliante y agua; aplíqueselo con un par de caricias por toda la cara.

3

Despacio y sin ejercer demasiada presión, dibuje pequeños círculos en la frente con las yemas de los dedos. Haga lo mismo en los pómulos, la mandíbula y el mentón, siempre con movimientos lentos y relajantes. Por último, masajéese la nariz con los dedos corazones.

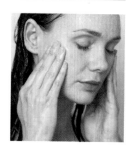

4

(*derecha*) Con las yemas de los dedos, dibuje despacio pequeños círculos por todo el cuello y el pecho. Ejerza menor presión que en los ejercicios anteriores, puesto que en esta zona la piel es más fina. Empápese la cara y el pelo con agua caliente. Finalmente, para activar la circulación y tonificar los músculos, pásese por todo el cuerpo un chorro de agua fría pero agradable.

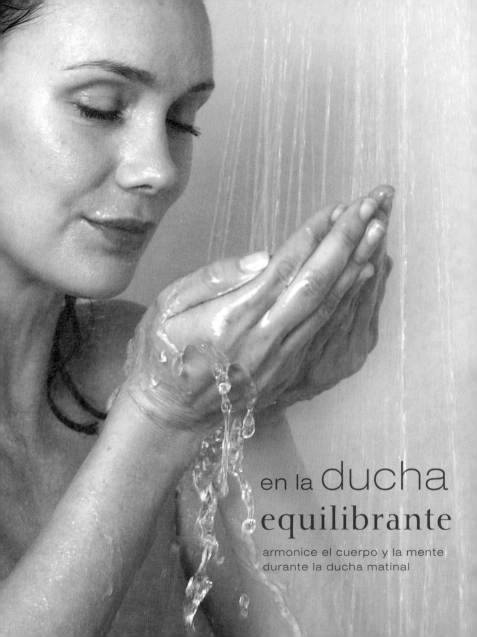

en la ducha
equilibrante

armonice el cuerpo y la mente
durante la ducha matinal

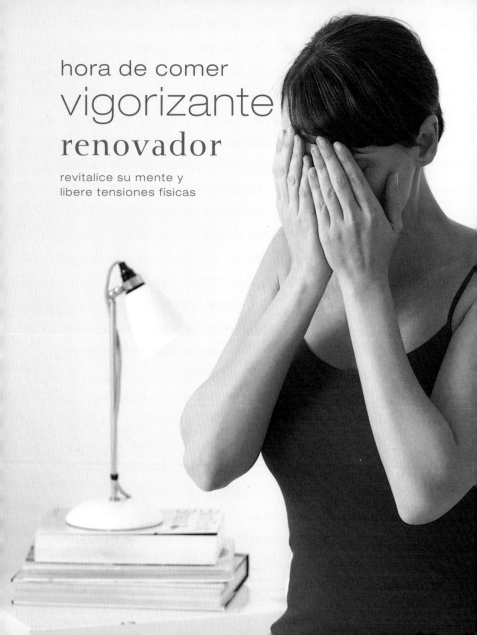

hora de comer
vigorizante
renovador

revitalice su mente y
libere tensiones físicas

1

Dése este masaje cuando sienta tensión, tanto física como emocional. Puede realizarlo en el despacho, aunque es mejor que aproveche la hora de comer para acudir a un parque cercano. Siéntese con la espalda recta y los pies reposando en el suelo. Relaje el cuello y los hombros, coloque las manos sobre el regazo.

2

Cierre los ojos y respire lenta y profundamente por la nariz. Aguante, cuente hasta dos y espire despacio por la boca. Sienta cómo el aire circula por todo su cuerpo, proporcionándole una sensación de paz y armonía. Repítalo cinco veces. Asegúrese de tener los hombros relajados mientras respira.

3

Incline con cuidado la cabeza hacia el pecho a medida que echa el aire. Aguante cinco segundos y sienta cómo con cada respiración va liberando la tensión acumulada en la parte trasera del cuello y la cabeza. Tome aire y, mientras lo suelta, recline la cabeza hacia atrás tanto como pueda, pero sin hacerse daño, y aguante cinco segundos. Repita.

4

(*página anterior*) Coloque las manos sobre la cara y repose los antebrazos en el pecho. Incline un poco la cabeza hacia atrás. Respire varias veces y sienta el calor de sus palmas relajando cada músculo durante diez segundos. Luego, retire las manos del rostro, enderece la cabeza y abra los ojos.

1 Todos los dolores y malestares que siente en el cuerpo se reflejan en su cara. Tras una larga e intensa jornada laboral, es importante liberar la tensión acumulada para poder dormir bien y despertar con un rostro fresco y relajado. Por la noche, después de ducharse o bañarse, túmbese en la cama con una toalla enrollada a la altura de las rodillas y cierre los ojos.

2 Tome aire profundamente por la nariz. Aguante, cuente hasta tres y espire lentamente. Observe su cuerpo y detecte las zonas donde sienta tensión. Coloque la mano sobre una de las zonas doloridas y dirija la respiración hacia allí. Imagine cómo, a medida que suelta el aire, la tensión se va con él. Continúe dos minutos.

3 (*derecha*) Coloque los dedos corazones en el centro de los pómulos y deslícelos hacia el borde inferior del hueso, donde se sitúa un punto de presión relacionado con el estrés. Espire y presione hacia adentro y hacia arriba, como si quisiera levantarse los pómulos. Aguante, cuente hasta cinco y relaje lentamente. Repita tres veces.

4 Si al presionar este punto siente dolor es porque tiene mucha tensión acumulada. Para liberarla gradualmente, presione hacia dentro y hacia arriba de nuevo, pero esta vez con menos fuerza. Aguante y cuente hasta diez. Repita el ejercicio tres veces, luego coloque las manos sobre los pómulos y respire.

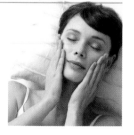

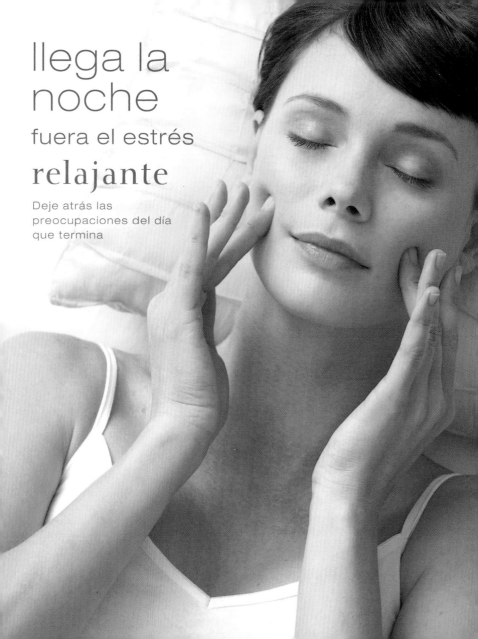

llega la noche

fuera el estrés

relajante

Deje atrás las
preocupaciones del día
que termina

1 Esta técnica le relajará y equilibrará todo su organismo, preparándole para que rinda al máximo en una reunión, examen o cualquier otro momento importante. De pie o sentado, cierre los ojos y respire profunda y regularmente cinco veces.

2 (*derecha*) Incline ligeramente la cabeza hacia delante. Coloque el índice y el corazón de la mano izquierda entre las cejas y presione suavemente. Mientras espira, dibuje con firmeza tres círculos pequeños en el sentido de las agujas del reloj y, luego, otros tres en sentido contrario. Mueva los dedos lentamente. Si se le acaba el aire, pare, tome aire, y vuelva a dibujar el siguiente círculo.

3 Desplace los dedos hasta el centro de la frente y, al espirar, vuelva a dibujar tres círculos en ambos sentidos. Ejerza siempre la presión en primer lugar, ya que, en caso contrario, lo único que hará será deslizar las yemas sobre la superficie de la piel. Desplace los dedos a la parte superior de la frente, justo sobre la línea donde nace el cabello, y repita la secuencia.

4 Continúe dibujando círculos a unos 3 cm de la línea del nacimiento del cabello y, por último, desplace estos círculos hacia el centro del cuero cabelludo. Finalmente, coloque las manos sobre la cabeza y respire profundamente tres veces.

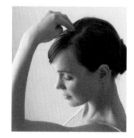

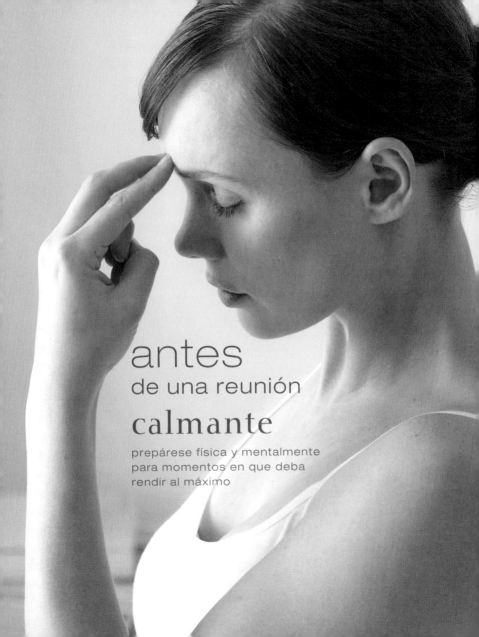

antes
de una reunión

calmante

prepárese física y mentalmente
para momentos en que deba
rendir al máximo

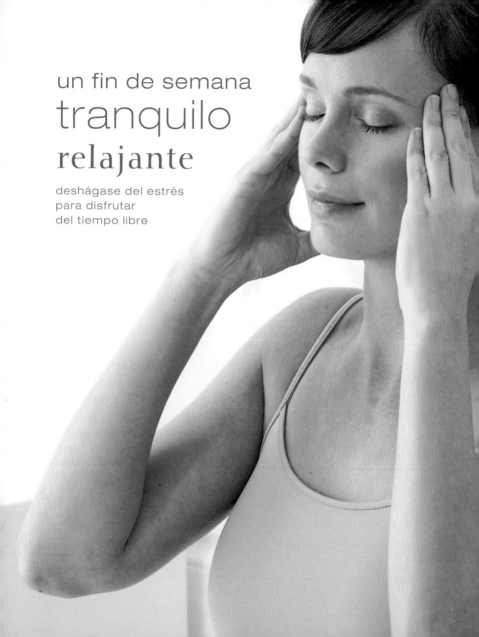

un fin de semana
tranquilo
relajante

deshágase del estrés
para disfrutar
del tiempo libre

1 Siéntese en el suelo o sobre la cama, respaldándose en la pared o la cabecera. Si es necesario, coloque una almohada detrás de la zona lumbar para mayor comodidad. Cierre los ojos y tome aire por la nariz lentamente. Cuando sienta los pulmones llenos, espire despacio por la boca.

2 Sin forzar la respiración, continúe tomando aire y echando el aire. Sienta cómo los pulmones se llenan y vacían de aire. Observe si siente alguna tensión en el cuerpo y libérela lentamente. Cuando sienta que su cuerpo y su mente empiezan a relajarse, junte los dedos de las manos para formar una superficie lisa y colóquelos sobre las sienes.

3 (*izquierda*) A medida que espire, presione lentamente las sienes y, al mismo tiempo, utilice el pulgar para presionar los músculos de ambos extremos de la mandíbula. Procure que la presión sea suave y con la misma intensidad, tanto en una zona como en otra. Aguante respirando regularmente y cuente hasta cinco. Luego reduzca gradualmente la presión. Repita tres veces.

4 Vuelva a ejercer presión con los dedos y, al espirar, dibuje círculos sobre las sienes, apoyando el pulgar en el lugar indicado. Dibuje despacio tres círculos hacia la nariz, aguante y repita. Por último, cúbrase la cara con las manos y respire profundamente tres veces.

antes de salir de fiesta
vigorizante

haga que su rostro resplandezca

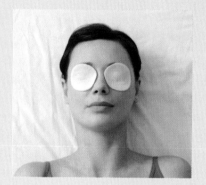
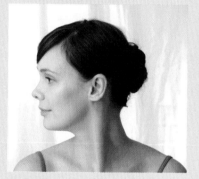

1 Empape dos discos de algodón en una infusión de manzanilla fría. Túmbese en la cama con una toalla enrollada a la altura de las rodillas y colóquese los discos sobre los ojos. Respire despacio e imagine el aire circulando por todo su cuerpo. Descanse tres minutos y luego retire los discos.

2 Siéntese frente a un espejo con la espalda recta y los hombros relajados. Respire. Cuando empiece a espirar, vuelva la cabeza despacio hacia un lado lo máximo que pueda pero sin hacerse daño, como si quisiera mirarse la espalda. Aguante tres segundos y recupere la posición normal. Repita hacia el otro lado, volviendo la cabeza en el momento de espirar.

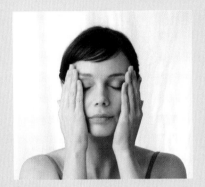

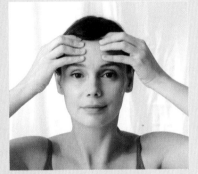

3 Échese un poco de crema hidratante en la palma, frótese las manos y aplíquesela con delicadeza por todo el rostro. Luego, coloque las manos sobre la cara y, al espirar, dése una caricia desde el centro hacia ambos lados.

4 Coloque todos los dedos sobre la frente y presione con las yemas. Dibuje círculos en dirección a las orejas hasta que sienta que la zona se calienta. Mantenga un ritmo constante y siga hasta haber trabajado toda la frente.

35

antes de salir de fiesta

(continuación)

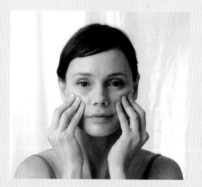 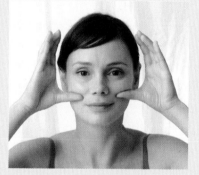

5 Coloque los dedos sobre los pómulos, presione suavemente con las yemas y dibuje pequeños círculos hacia las orejas a ritmo constante. Para estimular los músculos, debe mantener un ritmo constante y dinámico; no ejerza demasiada presión. Repita tres veces, desplazando los dedos por todo el pómulo.

6 Coloque la parte externa de los dos pulgares bajo los pómulos, cerca de la nariz, y al echar el aire, presione hacia arriba como si quisiera levantarlos. Ejerza una presión entre suave y media. Aguante, cuente hasta cinco y libere lentamente al inhalar. Repita en el centro de los pómulos y por último en el extremo.

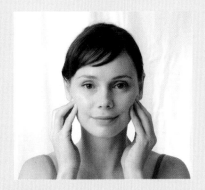

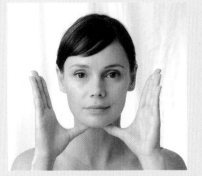

7 Desplace los dedos de ambas manos hacia el mentón, presione y repita los círculos rítmicos del paso 2. Trabaje toda la zona de la mandíbula hasta llegar a las articulaciones. Apriete los dientes —sentirá cómo debajo de las yemas hay un gran músculo que se mueve. Relaje la mandíbula y masajee durante unos segundos este músculo. Repita tres veces.

8 Coloque los pulgares bajo el mentón y separe el resto de dedos. Respire. Al espirar, presione contra el hueso. Aguante, cuente hasta tres y libere. Haga lo mismo a lo largo de toda la parte inferior de la mandíbula, ejerciendo presión sobre el hueso, aguantando y liberando. Por último, acaríciese la cara tres veces.

37

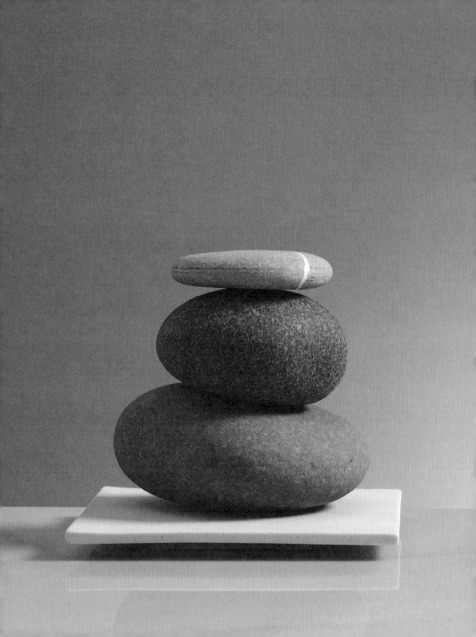

en cualquier lugar

Esté donde esté puede escoger uno de estos masajes para liberar la tensión

y energizar sus músculos faciales. En casa, en el trabajo, de viaje de negocios,

en el exterior o el interior, estas sencillas técnicas le relajarán y le permitirán

sentir el rostro magníficamente fresco.

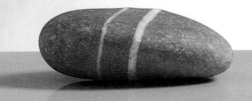

en el sofá confortante

restaure la armonía
de su cuerpo y su mente

1 Siéntese cómodamente, con las piernas descansando sobre una almohada, y cierre los ojos. Incline un poco la cabeza hacia delante y colóquese las manos sobre la cara cubriéndose los ojos, con las palmas sobre las mejillas y los dedos en la frente. Respire despacio cuatro veces.

2 Tome aire lenta y profundamente, manteniendo las manos en la posición indicada y, al espirar, dibuje despacio tres círculos hacia las orejas. Tenga cuidado de no apretarse la nariz con el borde de las palmas y mantenga los dedos juntos.

3 Con las manos en la misma posición, vuelva a espirar lenta y profundamente. Al exhalar, dibuje despacio tres círculos hacia la nariz con ambas manos. Mantenga un ritmo constante, lento y relajante. Repita los pasos 2 y 3 un par de veces, luego retire las manos de la cara y abra los ojos.

4 (*página anterior*) Mire al frente y, procurando no mover la cabeza, inhale profundamente. Cuando empiece a espirar, levante poco a poco la mirada. Aguante un momento, inhale de nuevo y, a medida que espire, baje gradualmente la mirada. Compruebe que la cabeza está en la posición correcta y repita el ejercicio.

en la cama
tranquilizante

mejore la calidad del sueño

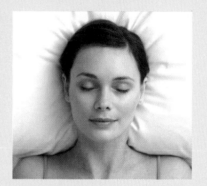
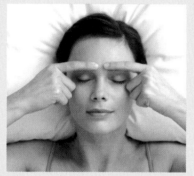

1 En este ejercicio se estimulan varios puntos de presión situados en la frente, por lo que sería bueno que, antes de empezar a darse el masaje, se sentara frente al espejo para encontrarlos. Túmbese en la cama con una toalla enrollada a la altura de las rodillas y asegúrese de que está cómodo y no siente frío. Cierre los ojos y respire profundamente varias veces.

2 Coloque las yemas de los índices entre las cejas, justo sobre el tabique nasal. No ejerza presión aún. Inspire profundamente y, cuando empiece a espirar, presione gradualmente con suavidad. Aguante respirando regularmente y cuente despacio hasta ocho. Luego, a la vez que espire, libere poco a poco.

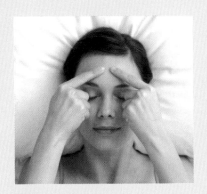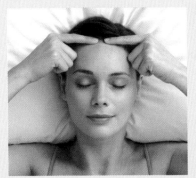

3 Desplace ambos dedos al segundo punto, situado en el centro de la frente. Mantenga juntas las yemas (si es más cómodo, puede utilizar los dedos corazones). Al espirar, presione gradualmente. Aguante, cuente hasta ocho y libere.

4 El tercer punto se sitúa en la parte superior de la frente, justo donde nace el cabello. Coloque las yemas de los dedos en esta zona, lo más cerca posible una de otra y, al echar el aire, presione gradualmente. Aguante, cuente hasta ocho y libere muy despacio.

en la cama

(continuación)

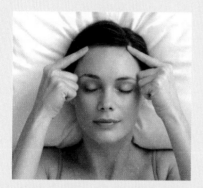 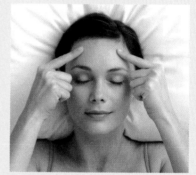

5 Desplace las yemas a lo largo de la línea donde empieza el cuero cabelludo, hasta llegar a los dos puntos situados en ambos extremos de la parte superior de la frente, de forma que los dedos queden simétricos. Al espirar, presione gradualmente, aguante, cuente hasta ocho y, en la próxima exhalación, libere poco a poco.

6 Desplace los dedos a los dos puntos siguientes, situados en el centro de los extremos de la frente. Al espirar, presione dichos puntos con igual fuerza. Aguante, cuente poco a poco hasta ocho y libere despacio con una espiración.

44

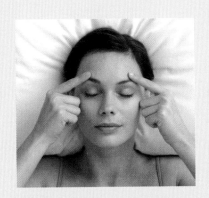

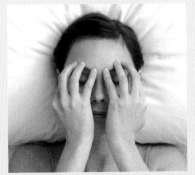

7 Los dos últimos puntos son fáciles de encontrar, ya que están situados sobre el punto medio de cada ceja. No ejerza demasiada presión mientras los estimule. A medida que exhala, presione gradualmente con las yemas, aguante y cuente hasta ocho. Libere en una espiración.

8 Coloque todos los dedos sobre ambas cejas. Inspire profundamente y, cuando empiece a exhalar, presione el hueso con igual fuerza en cada yema. Respirando regularmente todo el rato, mantenga la presión y dibuje lentamente cinco círculos hacia las orejas. Retire las manos de la cara y respire hondo tres veces.

45

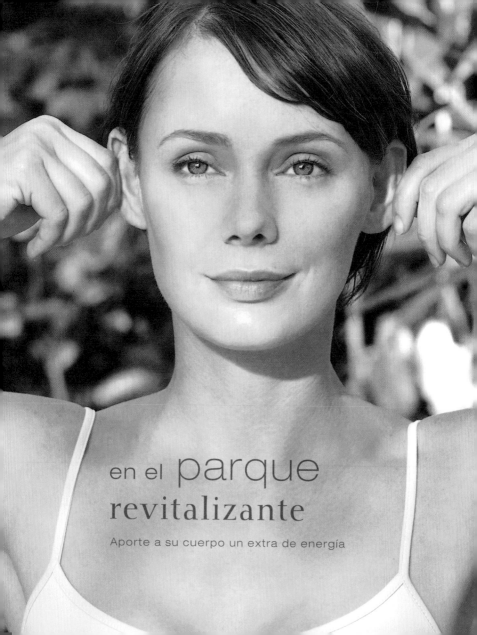

en el parque
revitalizante

Aporte a su cuerpo un extra de energía

1 Siéntese en el suelo, relajado y con las piernas estiradas frente a usted. Apóyese en un árbol si se siente más cómodo. Masajéese las orejas con el pulgar, el índice y el corazón. Ejerza una presión constante y firme, trabajando desde los lóbulos hacia arriba y, luego, a lo largo del borde de las orejas.

2 (*página anterior*) Repita el paso 1 tres veces, manteniendo un movimiento vigoroso y rítmico, hasta que sienta calor en toda la zona. Ahora, con suavidad y ritmo constante, mueva diez veces hacia delante los lóbulos, luego el centro del borde de la oreja y, finalmente, la parte superior. Respire regularmente.

3 Junte el índice, el corazón y el anular de manera que formen una superficie plana y colóquelos sobre la mandíbula, cerca de las orejas. Friccione todo el hueso con fuerza pero sin hacerse daño, hacia delante y hacia atrás, hasta llegar al centro del mentón. Luego haga lo mismo en sentido contrario. Repetir tres veces.

4 Con las yemas de los mismos dedos, dése golpecitos en la mandíbula con un ritmo constante y enérgico. Mantenga la muñeca suelta e intente crear un efecto de «rebote». Trabaje sólo el hueso de la mandíbula y asegúrese de no ejercer presión sobre los dientes. Continúe durante un minuto.

47

1 (*derecha*) Siéntese en una posición cómoda, con la espalda recta y los pies en el suelo. Coloque las yemas de los dedos en cada lado de la línea central de la frente, levantando los codos. Cierre los ojos, presione y, en la próxima espiración, empuje con suavidad hacia las sienes, estirando la piel sin desplazar los dedos. Aguante, cuente hasta cinco y libere.

2 Al volver a exhalar, estire la piel de nuevo gradualmente. Aguante, cuente hasta cinco y libere poco a poco. Asegúrese de que los dedos no se desplazan por la frente y trabaje sólo los músculos internos, sintiendo cómo libera la tensión cada vez que empuja.

3 Extienda los dedos a ambos lados de la cabeza y respire profundamente. Al espirar, presione con las yemas y empuje hacia el centro de la cabeza, estirando el cuero cabelludo. Aguante, cuente hasta cinco y libere.

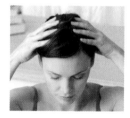

4 Con las manos en la misma posición, presione con las yemas, y, al espirar, empújelas hacia las orejas para estirar el cuero cabelludo en dirección contraria al paso anterior. Aguante, cuente hasta cinco y libere poco a poco.

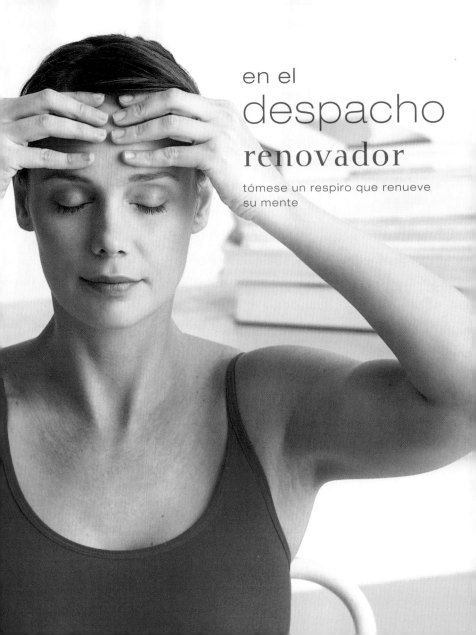

en el
despacho
renovador

tómese un respiro que renueve
su mente

en la habitación del hotel
energizante

Dése una inyección de energía que le ayude a disfrutar de un nuevo entorno

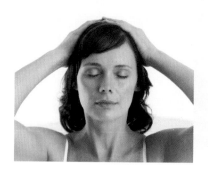

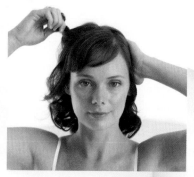

1 Siéntese en una silla o en la cama, con los pies en el suelo. Asegúrese de que las plantas están en pleno contacto con la superficie que tienen debajo. Tómese la cabeza entre las manos sin ejercer presión. Simplemente, cierre los ojos y respire profunda y suavemente tres veces.

2 Abra los ojos y apoye la cabeza en la mano izquierda. Con la mano derecha, agarre un mechón de cabellos por las raíces y enróllelo entre los dedos. Al espirar, tire suavemente del pelo, aguante y cuente hasta tres. Libere poco a poco y repita por todo el lado derecho del cuero cabelludo. Con la otra mano haga lo mismo en el lado izquierdo.

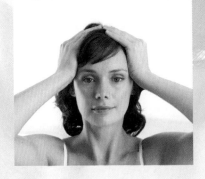

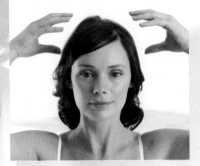

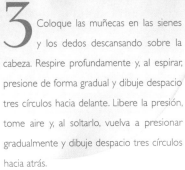

3 Coloque las muñecas en las sienes y los dedos descansando sobre la cabeza. Respire profundamente y, al espirar, presione de forma gradual y dibuje despacio tres círculos hacia delante. Libere la presión, tome aire y, al soltarlo, vuelva a presionar gradualmente y dibuje despacio tres círculos hacia atrás.

4 Extienda los dedos sobre el cuero cabelludo y ejerza una especie de rebote con ellos. Al mismo tiempo, mueva las yemas como si tratara de pellizcarse la piel. Trabaje la zona superior de la cabeza, luego los lados y por último la parte posterior. Continúe durante 30 segundos, luego mantenga las manos sobre el cuero cabelludo y respire hondo tres veces.

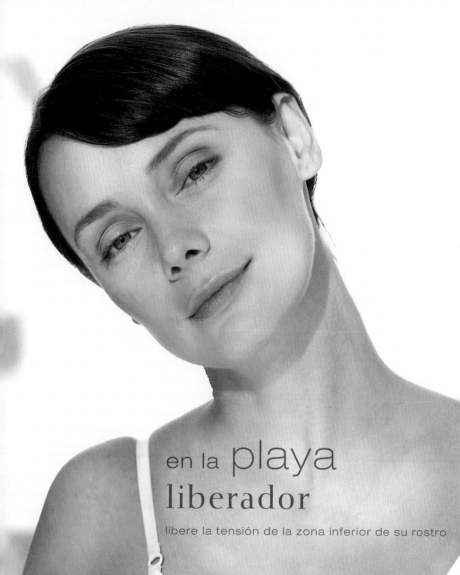

en la playa
liberador

libere la tensión de la zona inferior de su rostro

1 Siéntese en el suelo con las piernas cruzadas o estiradas frente a usted. También puede utilizar una sillita de playa o incluso sentarse en una roca alta y plana. Asegúrese de tener la espalda recta y los pies relajados. Mantenga la cabeza recta, relaje el cuello y los hombros y respire hondo varias veces.

2 (*página anterior*) Mire al frente y respire lenta y profundamente. Al exhalar, incline la cabeza hacia la derecha muy despacio. Aguante, cuente hasta cinco y, en otra espiración, enderécela. Inhale despacio y repita, inclinando la cabeza hacia la izquierda. Repita inclinando la cabeza tres veces a cada lado.

3 Apriete los músculos del mentón colocando los pulgares bajo la barbilla y los índices en la parte superior. Al espirar, empuje los índices hacia fuera y hacia abajo, en dirección a los pulgares. Procure que se muevan los músculos, no simplemente la capa superior de piel. Trabaje toda la zona de la barbilla.

4 Siga apretando los músculos de la barbilla con los pulgares e índices. Pellízquelos y libere con movimientos firmes y rítmicos. Desplace los dedos hasta llegar a la articulación de la mandíbula y luego vuelva al centro. Repita tres veces, respirando regularmente. Por último, mantenga los dedos en la barbilla y respire hondo tres veces.

1 Siéntese cómodamente con la espalda recta y el cuello relajado. Cierre los ojos y respire hondo tres veces, dejando que todo su cuerpo se relaje. Coloque ambas palmas sobre la cara. No ejerza presión aún, simplemente déjelas descansar en esta posición. Respire hondo cinco veces.

2 Coloque los dedos corazones en el extremo interior de las cejas, justo sobre el tabique nasal. Al exhalar, presione con las yemas, aguante, cuente hasta tres y libere poco a poco. Desplace un poco los dedos y, al espirar, presione de nuevo; aguante y cuente hasta tres. Trabaje toda la superficie de las cejas hasta llegar a la comisura del ojo.

3 (*derecha*) Desplace los dedos hasta el punto más externo del hueso inferior de la órbita ocular. Inhale profundamente y, al espirar, presione con suavidad con las yemas, asegurándose de hacer fuerza contra el hueso y no contra el ojo. Aguante y cuente hasta tres. Continúe por todo el hueso hasta llegar cerca del lagrimal.

4 Procure que los movimientos sean lentos y vayan coordinados con la respiración. No presione demasiado fuerte y libere siempre gradualmente. Por último, tápese los ojos con los dedos y respire profundamente.

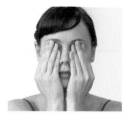

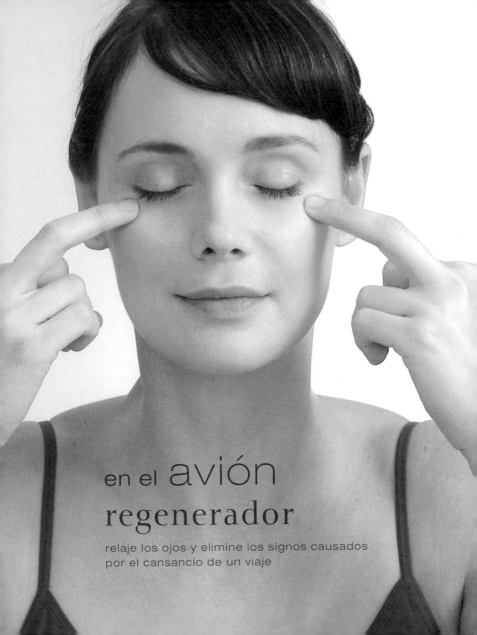

en el avión
regenerador

relaje los ojos y elimine los signos causados
por el cansancio de un viaje

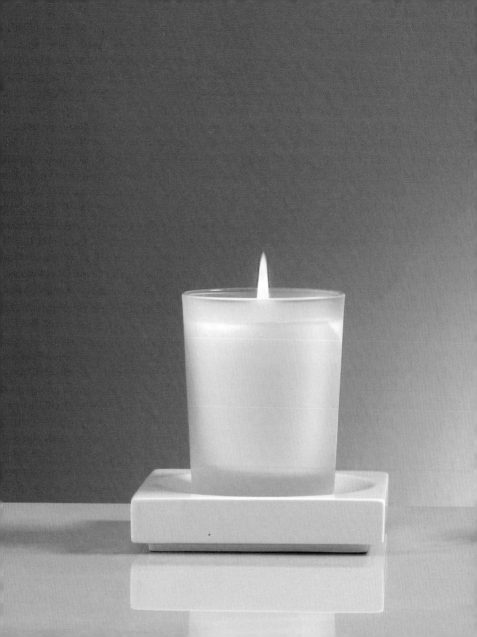

liberar el estrés

Utilice el masaje para liberar el estrés. Le ayudará a hacer frente a sus problemas físicos y emocionales, así como a recuperarse más rápidamente. Con un masaje breve y uniforme logrará relajarse, en tan sólo un par de minutos, para beneficio de todo su organismo.

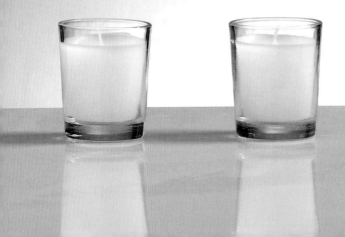

1 Siéntese cómodamente en una silla, con la espalda recta y los pies en el suelo. Coloque las yemas de los tres primeros dedos de cada mano a ambos lados de la mandíbula, en contacto con los pómulos. Para comprobar que los dedos están en el lugar adecuado, debe sentir cómo al apretar los dientes se mueve un músculo. Cierre los ojos y respire hondo tres veces.

2 Al espirar, abra un poco la boca y sienta la pesadez de la mandíbula. Respire tres veces. En la siguiente espiración, presione gradualmente las yemas contra los músculos de ambos lados de la cara. Aguante, cuente hasta cinco y libere poco a poco.

3 Tome aire y, al espirar, dibuje despacio y con firmeza cinco círculos en dirección a la boca, sintiendo como trabaja directamente sobre los músculos de la mandíbula. De forma natural, ésta debería soltarse un poco más con cada círculo. A continuación, dibuje otros cinco hacia las orejas..

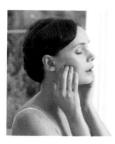

4 (*derecha*) Con los dedos corazones, presione gradualmente la parte superior de los músculos de la mandíbula, bajo los pómulos. Aguante, cuente hasta cinco y libere poco a poco. El momento de aguantar la presión es el más importante, ya que es cuando se libera la mayor tensión. Por último, repita el paso 2 pero con la boca cerrada.

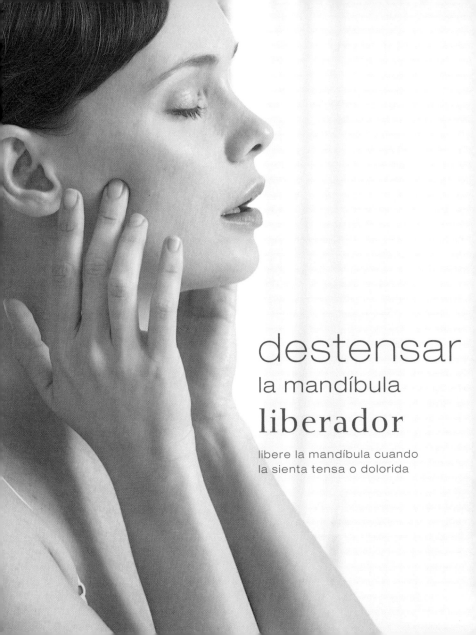

destensar
la mandíbula
liberador

libere la mandíbula cuando
la sienta tensa o dolorida

desbloqueo
de los senos nasales
liberador

sienta un rápido alivio con este sencillo remedio

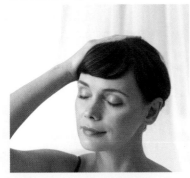

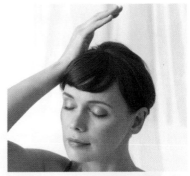

1 Este masaje empieza liberando la tensión del cuero cabelludo, ya que cuando se tienen los senos nasales bloqueados suele aparecer migraña. Siéntese cómodamente. Coloque la palma derecha en la parte superior derecha de la cabeza y la izquierda en el regazo. Cierre los ojos y respire varias veces.

2 Al espirar, dibuje lentamente con el borde de la palma varios círculos por todo el lado derecho de la cabeza. Ejerza una presión firme y constante; asegúrese de trabajar también la zona anterior y posterior del cráneo. Cuando acabe, cambie de mano y repita el paso 2 por todo el lado izquierdo.

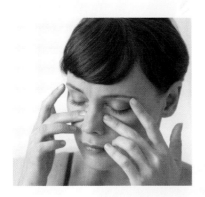 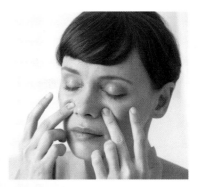

3 Inspire y coloque los dedos corazones a ambos lados del tabique nasal, comprobando que las yemas quedan por debajo de la altura de los pómulos. Al exhalar, presione gradualmente. Aguante, inspire, y al soltarlo, libere poco a poco.

4 Desplace los dedos sobre los pómulos y, al exhalar, presione gradualmente con las yemas. Aguante mientras inspira de nuevo y, al soltarlo, libere la presión. Desplace los dedos hasta la mitad de los pómulos y presione, aguante y libere como se ha indicado. Para finalizar, tómese la cara entre las manos.

61

DESBLOQUEO DE LOS SENOS NASALES

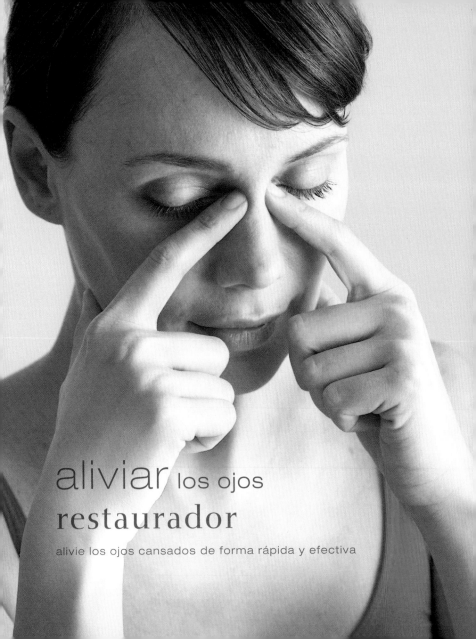

aliviar los ojos
restaurador

alivie los ojos cansados de forma rápida y efectiva

1 Es preferible realizar este ejercicio tumbado en la cama, aunque si no es posible, también puede hacerlo sentado en una silla, con la espalda recta y los pies en el suelo. Cierre los ojos y respire de forma regular durante dos minutos, liberando gradualmente la tensión de la parte superior del cuerpo.

2 Si está sentado, incline ligeramente la cabeza hacia delante. Para iniciar el ejercicio, coloque con cuidado las yemas de los dedos índice, corazón y anular de ambas manos sobre los párpados, con los antebrazos apoyados sobre el pecho. Los dedos meñiques deben descansar a cada lado de la nariz. Espire profundamente.

3 En la próxima espiración, ejerza una presión suave contra los párpados y, al volver a inspirar, libere gradualmente. Repita tres veces, presionando al espirar y liberando al inspirar. El ejercicio debe hacerse con suavidad, sin causar ningún daño sino una sensación de profunda relajación.

4 (*página anterior*) Coloque los índices a ambos lados de la parte superior del tabique nasal, donde sienta una pequeña hendidura con una leve pulsación, y los dedos pulgares descansando sobre la mandíbula. Al espirar, presione gradualmente, aguante respirando con regularidad y cuente hasta cinco. Abra los ojos poco a poco y respire hondo.

relajar la mente
armonizador

deje atrás las preocupaciones y disfrute el momento

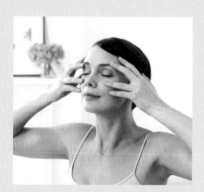 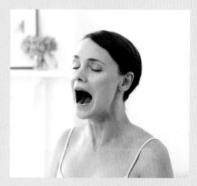

1 Siéntese cómodamente con la espalda reclinada sobre el respaldo y compruebe que tiene los pies relajados y en pleno contacto con el suelo. Cierre los ojos y respire lenta y profundamente tres veces. Luego, coloque las palmas sobre la cara y, al espirar, acaríciese despacio llevando las manos hacia fuera. Repita tres veces.

2 En la próxima exhalación, abra la boca muy despacio y eche el aire por la boca como si gritara. Ciérrela al volver a inspirar, y repita, abriéndola y echando el aire por la boca con fuerza. La cara y la boca deben estar relajadas, sin tensiones en la mandíbula ni el cuello.

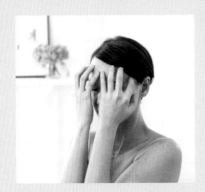 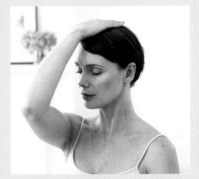

3 Coloque los dedos anular y meñique de ambas manos en la frente, los índices sobre las sienes y los pulgares en la parte superior de la mandíbula. Al espirar, presione gradualmente los músculos con las yemas. Aguante, cuente hasta cinco y libere. Respire gradualmente manteniendo los dedos sobre el rostro. Repita tres veces.

4 Coloque la mano derecha en la parte superior de la cabeza y la izquierda en el regazo. Asegúrese de que aquélla esté relajada y de no ejercer demasiada presión. Mantenga los ojos cerrados y dirija la respiración hacia la mano y la parte superior de la cabeza. Sienta cómo se desvanece la tensión con cada espiración. Siga un minuto.

RELAJAR LA MENTE

1 Siéntese en una silla, con la espalda recta y los pies descansando cómodamente en el suelo. Relaje los hombros e incline un poco la cabeza hacia delante para reducir cualquier tensión acumulada en el cuello. Tenga en cuenta que no debe inclinarla demasiado, ya que en este caso, en vez de relajar los músculos los estaría cargando.

2 Dése un abrazo, colocando la palma izquierda sobre el hombro derecho y la derecha sobre el izquierdo, a la altura que le sea más cómodo. No debe sentir ningún dolor o molestia en los hombros, el cuello o parte superior de la espalda. Respire hondo tres veces.

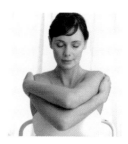

3 En la próxima espiración, presione los hombros con las palmas a la vez que, con cuidado, separa los omóplatos de la columna. Imagine que está abriendo un espacio entre ellos. Aguante y cuente hasta cinco respirando regularmente.

4 (*derecha*) Al echar el aire, mueva lentamente la cintura de izquierda a derecha y luego otra vez al centro, manteniendo todo el rato los omoplatos hacia delante y la espalda recta. Repita tres veces. Al finalizar, levante los hombros tanto como pueda sin hacerse daño, como si quisiera tocarse las orejas con ellos, y al echar el aire, devuélvalos a su posición normal.

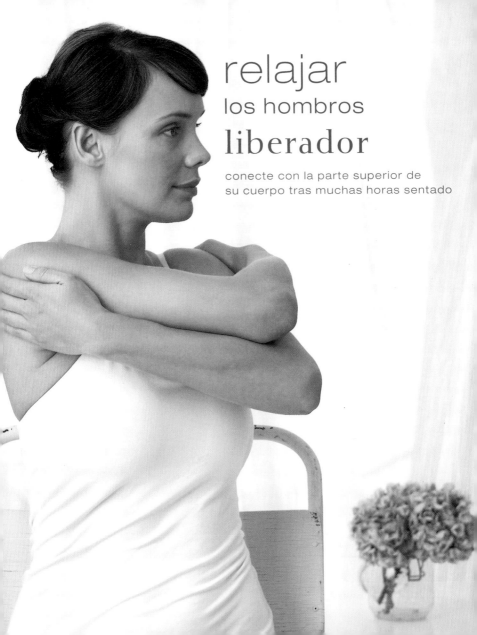

relajar
los hombros
liberador

conecte con la parte superior de
su cuerpo tras muchas horas sentado

equilibrar el rostro
apertura

devuelva el equilibrio a sus músculos faciales

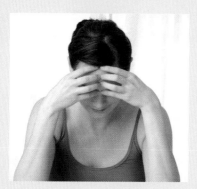 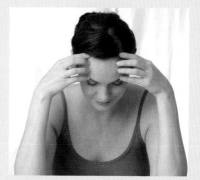

1 Siéntese frente a una mesa y apoye los codos en ella. Incline la cabeza ligeramente hacia delante. Cierre los ojos y coloque las yemas de los dedos de ambas manos en el centro de la frente, desde la parte superior del tabique nasal hasta el nacimiento del cabello. Al echar el aire, presione gradualmente, aplicando igual fuerza con todos los dedos. Aguante mientras inspira.

2 Al echar el aire, empuje suavemente las yemas hacia las sienes, de forma que estire los músculos de la frente. Aguante y cuente hasta cinco respirando regularmente. Libere y desplace los dedos hacia ambos lados de la frente. Al echar el aire, repita la presión y estire como se indica en los pasos 1 y 2.

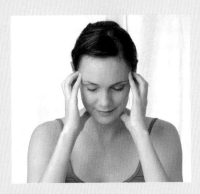

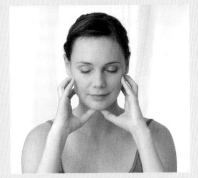

3 Coloque los dedos meñiques en la parte superior de las sienes y los dedos índices en el extremo exterior de los pómulos. Al espirar, aplique igual presión con todos los dedos, pero con menos fuerza que al trabajar sobre la frente. No empuje hacia ningún lado, simplemente aguante la presión. Cuente hasta cinco y libere poco a poco.

4 Desplace los dedos de forma que todos queden en contacto con los músculos de la mandíbula, con los índices en la articulación de ésta y los meñiques en el extremo exterior de los pómulos. Ejerza la misma presión con todos los dedos, aguante y cuente hasta cinco. Por último, tómese la cara entre las manos y respire tres veces.

EQUILIBRAR EL ROSTRO

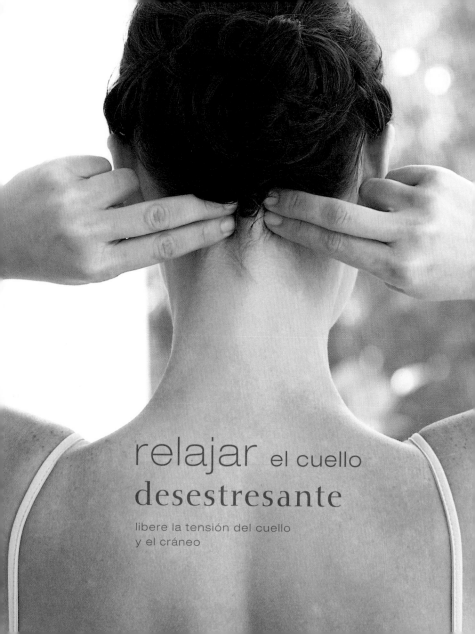

relajar el cuello

desestresante

libere la tensión del cuello
y el cráneo

1 De pie o sentado, incline ligeramente la cabeza hacia delante y acaríciese la nuca alternando ambas palmas, desde la parte inferior de la cabeza hasta la altura de los hombros. Procure que el movimiento sea fluido y siga hasta sentir cómo se extiende el calor por toda la zona.

2 (*página anterior*) Coloque los dedos índice y corazón de ambas manos en las hendiduras de la base del cuero cabelludo, a ambos lados del cuello. Cierre los ojos y, respirando con regularidad, presione con las yemas y dibuje cinco círculos pequeños hacia la mandíbula. Procure que los movimientos sean lentos.

3 Cuando haya realizado los cinco círculos en esta dirección, dibuje otros cinco en sentido contrario. Manténgase constante la presión y asegúrese de tener el cuello relajado y ligeramente inclinado hacia delante todo el tiempo.

4 Coloque los dedos a cada lado de las cervicales y dibuje cinco círculos pequeños hacia fuera y luego hacia dentro. Desplace los dedos unos centímetros hacia abajo y repita los círculos. Continúe descendiendo hasta llegar a la base del cuello. Para finalizar, tómese la nuca entre las manos y respire tres veces.

RELAJAR EL CUELLO

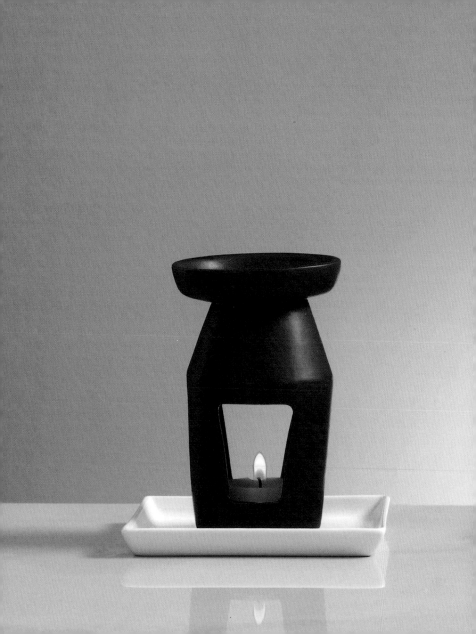

inyección
de energía

Las técnicas de masajes de estiramiento que se incluyen en este apartado ilu-

minarán y renovarán su rostro en apenas cinco minutos. Además, mejorarán

significativamente la circulación linfática y sanguínea de su organismo y sentirá

cómo una nueva corriente de energía circula por todo su cuerpo.

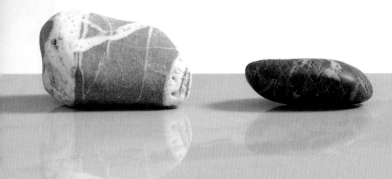

1 Es importante que antes de empezar a utilizar esta técnica libere la tensión acumulada en la parte superior del cuerpo, ya que existe una conexión entre los músculos de la frente, el cuello y los hombros. Respirando regularmente, levante y baje los hombros tres veces, luego dibuje suave y lentamente tres círculos con la cabeza hacia la derecha y hacia la izquierda.

2 (*derecha*) Mire al frente y coloque los lados de los índices justo sobre las cejas. Con suavidad, presiónelos hacia la frente y luego ligeramente hacia abajo. Al mismo tiempo, cree resistencia con las cejas, arqueándolas hacia arriba. Liberar y repetir tres veces.

3 Coloque la mano derecha sobre la frente, cerca del nacimiento del cabello, y presione y estire ligeramente hacia arriba. Siga realizando el movimiento e incline hacia abajo la cabeza, hasta que sienta un agradable estiramiento en la frente. Libere y repita tres veces, respirando con regularidad.

4 Con los dedos índice y el corazón, forme una V en ambas manos y colóquelas a lo largo de la frente. Al echar el aire, presione con los dedos y sepárelos suavemente para estirar los músculos que hay bajo la piel. Libere y repita tres veces.

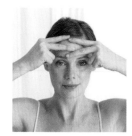

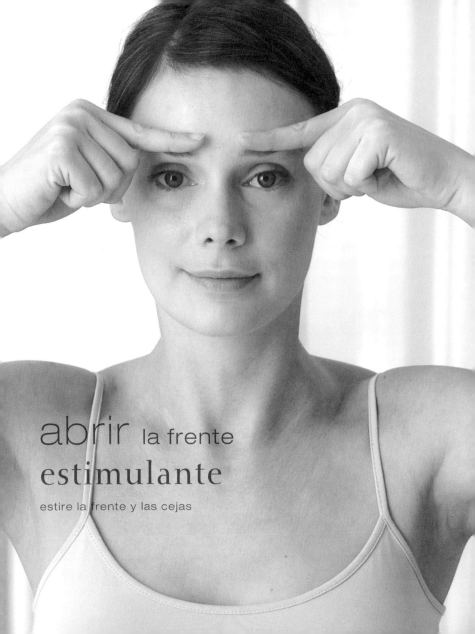

abrir la frente

estimulante

estire la frente y las cejas

embellecer los ojos
iluminador

cuide de sus ojos para darles luz

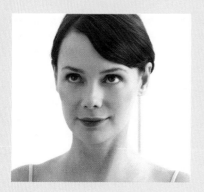 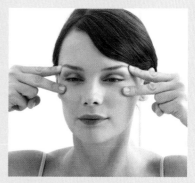

1 Siéntese mirando al frente y con la espalda recta. Sin mover la cabeza, mire hacia arriba, aguante y cuente hasta tres; luego, haga lo mismo mirando al frente y, por último, abajo. Repita tres veces, mirando cada vez un poco más arriba y abajo. Recuerde que no debe mover la cabeza.

2 Forme una V en ambas manos con los dedos índice y corazón. Coloque los índices por encima de la comisura del ojo y los dedos corazones por debajo. Al echar el aire, entorne los ojos y al mismo tiempo cree resistencia con los dedos. Libere al echar el aire, y repita tres veces.

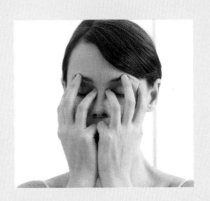 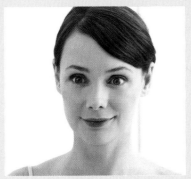

3 Cierre los ojos. Coloque los índices en la comisura externa de éstos; los dedos anulares, en el hueso que hay bajo la comisura interior, y los corazones, en medio de las cejas. Presione con suavidad, ejerciendo la misma fuerza en los tres puntos. Aguante y cuente hasta seis, respirando con regularidad. Libere y repita tres veces.

4 Abra los ojos, compruebe que está sentado con la espalda recta, y mire al frente. Al espirar, levante las cejas y abra los ojos todo lo que pueda. Aguante y cuente hasta tres, respirando con regularidad. Poco a poco, relaje y devuelva las cejas a su posición normal. Repita tres veces.

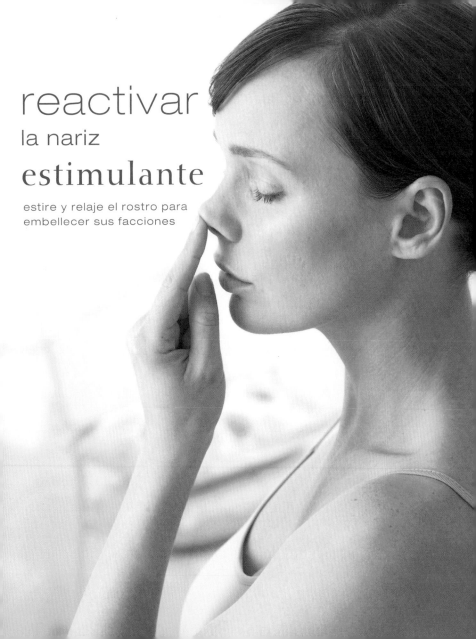

reactivar

la nariz

estimulante

estire y relaje el rostro para
embellecer sus facciones

1 En primer lugar, relaje el rostro y siéntese cómodamente mirando al frente. Al echar el aire, abra la boca tanto como pueda y dibuje varios círculos grandes con la mandíbula, imitando a los animales rumiantes. Procure que el movimiento sea grande y que en él participen todos los músculos faciales.

2 (*página anterior*) Coloque el índice de la mano izquierda en la punta de la nariz, cierre los ojos y respire hondo tres veces. En la próxima espiración, empuje hacia arriba y aguante. No ejerza demasiada presión ni haga fuerza hacia adentro.

3 Mientras levanta la punta de la nariz, curve el labio superior hacia el interior de la boca. Aguante, sintiendo cómo estira la zona, cuente hasta cinco y relaje el labio. Repita 15 veces los pasos 2 y 3 respirando con regularidad.

4 Presione suavemente la punta de la nariz con la yema del dedo corazón de la mano izquierda, dibuje lentamente diez círculos hacia la derecha y hacia la izquierda. Procure no apretarse la nariz ejerciendo demasiada presión.

potenciar los labios
rejuvenecedor

dé mayor definición y cuerpo a sus labios

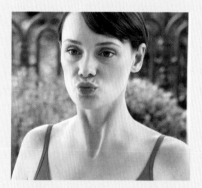 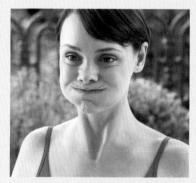

1 Siéntese cómodamente con la espalda recta y los pies descansando firmemente en el suelo. Relaje el cuello y los hombros. Frunza los labios todo lo que pueda y muévalos como si besara el aire. Procure que el movimiento sea lento y preciso. Repita nueve veces.

2 Inhale profundamente y despacio: al echar el aire, hinche la mejillas todo lo que pueda, como si fueran dos globos. Aguante cinco segundos y, al inspirar, libere. En la próxima espiración, vuelva a hinchar las mejillas, aguante cinco segundos y libere al inhalar. Repita cinco veces.

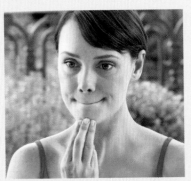
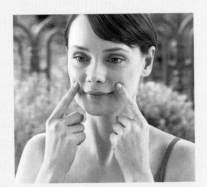

3 Curve el labio superior e inferior hacia el interior de la boca y empuje las comisuras en dirección a las orejas todo lo que pueda. Presione el mentón con los dedos índice, corazón y anular de la mano derecha para crear una ligera resistencia. Aguante en esta posición, cuente hasta cinco y libere.

4 Coloque los dedos índices ligeramente por encima de las comisuras de la boca. Moviendo sólo las comisuras, sonría como si intentara tocarse las yemas de ambos dedos. Aguante, cuente hasta diez y libere poco a poco. Repita cinco veces.

POTENCIAR LOS LABIOS

1 Siéntese derecho y con los pies en el suelo, o si lo prefiere, quédese de pie con la espalda bien recta. Mire al frente y respire despacio cinco veces. En la próxima espiración, despegue el mentón, empujando hacia delante la mandíbula inferior, lo máximo que pueda. Aguante, cuente hasta cinco y libere.

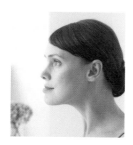

2 Al volver a echar el aire, despegue de nuevo el mentón pero, esta vez, incline la cabeza hacia atrás poco a poco, de manera que éste apunte al techo. Mientras lo hace, dirija la mirada hacia arriba. Asegúrese de empujar hacia delante la mandíbula todo el rato.

3 Aguante en esta posición, con la cabeza lo máximo que pueda hacia atrás pero sin hacerse daño en el cuello y respirando con regularidad; cuente hasta cinco. Luego, enderécela para volver a mirar al frente y libere gradualmente la mandíbula. Compruebe que tiene la espalda recta y los hombros relajados; repita cinco veces los pasos 2 y 3.

4 (*derecha*) Despegue de nuevo el mentón, empujando hacia delante la mandíbula inferior. Coloque la mano derecha sobre el pecho y presione con suavidad. Despacio, incline la cabeza hacia atrás lo máximo que pueda pero sin hacerse daño, para estirar mejor los músculos del cuello y la barbilla. Aguante y cuente hasta diez. Por último, enderece la cabeza y libere.

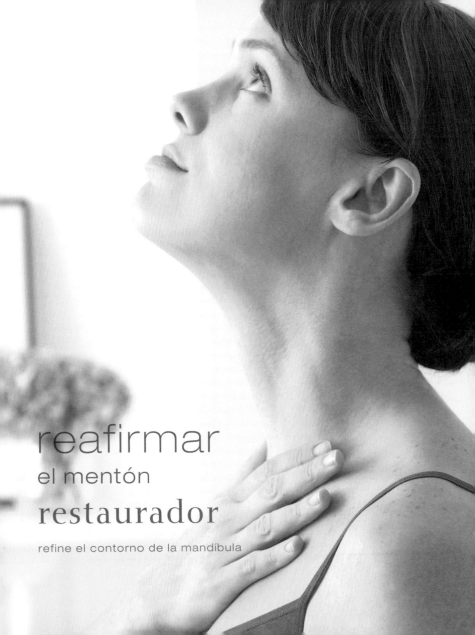

reafirmar
el mentón
restaurador

refine el contorno de la mandíbula

reforzar el cuello
tonificante

recobre la fuerza de los músculos del cuello

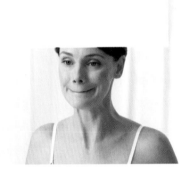

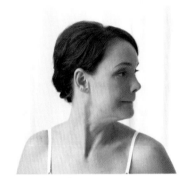

1 Siéntese cómodamente, con la espalda recta y los hombros relajados y respire hondo tres veces. Presione ligeramente el labio superior contra el inferior y sonría todo lo que pueda sin abrir la boca. Al mismo tiempo, estire los músculos del cuello.

2 Poco a poco, vuelva la cabeza hacia la izquierda y mírese el hombro izquierdo. Aguante, cuente hasta cinco y vuelva al centro lentamente. Ahora, vuelva la cabeza hacia la derecha y mírese el hombro derecho. Aguante, cuente hasta cinco y vuelva al centro lentamente. Asegúrese de trabajar todo el rato los músculos del cuello.

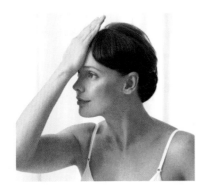 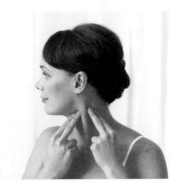

3 Relaje los músculos del cuello y coloque la palma de la mano derecha sobre la frente. Al echar el aire, empuje la cabeza hacia delante, creando una ligera resistencia con la mano. Debe sentir cómo trabajan los músculos de la parte superior y los lados del cuello. Aguante, cuente hasta cinco y libere despacio. Repita cinco veces.

4 Vuelva la cabeza hacia la derecha. Con el dedo índice y el corazón de ambas manos, localice el músculo largo y fuerte que recorre de arriba abajo el lado derecho del cuello. Empezando por detrás de las orejas, tome el músculo entre los dedos, cuente hasta cinco y libere. Vaya descendiendo hasta llegar a la clavícula. Repita en el lado izquierdo.

85

1 (*derecha*) Puede realizar esta técnica tanto de pie como sentado. Cierre los ojos y haga una mueca tensando la cara con todas sus fuerzas. Abra los ojos y relájese Al echar el aire, cierre los ojos de nuevo y repita esta misma operación ocho veces.

2 Pellízquese la cara con el pulgar y el índice de ambas manos. Si le es más cómodo, puede utilizar el dedo corazón. Empiece por las mejillas y la mandíbula. y suba hasta la frente. Procure tener las muñecas sueltas y mantener un ritmo constante y dinámico. Respire con regularidad y continúe durante un minuto.

3 Mire al frente, respire hondo y, al echar el aire, abra los ojos y la boca tanto como pueda despegando la lengua al mismo tiempo. Pruebe a alcanzar el mentón con la punta de la lengua. Aguante y cuente hasta cinco respirando con regularidad. Repita tres veces.

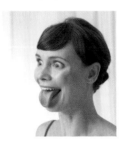

4 Coloque los índices a cada lado de la parte superior del tabique nasal. Respirando con regularidad, dibuje suavemente varios círculos pequeños desplazando las yemas hacia los orificios nasales. Al alcanzarlos, vuelva a colocar los dedos en el punto de partida y a dibujar los círculos hacia abajo. Repita tres veces.

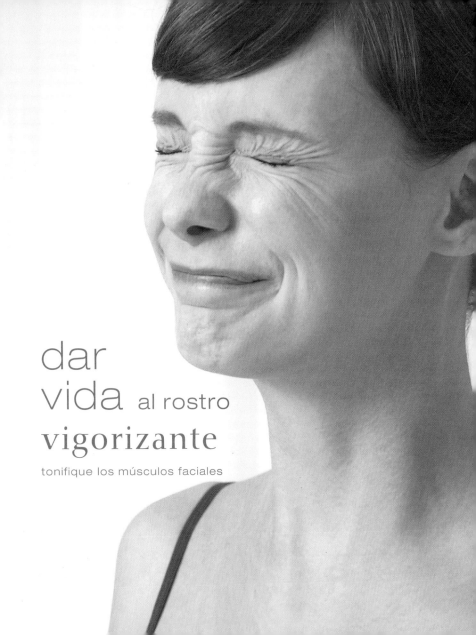

dar
vida al rostro
vigorizante
tonifique los músculos faciales

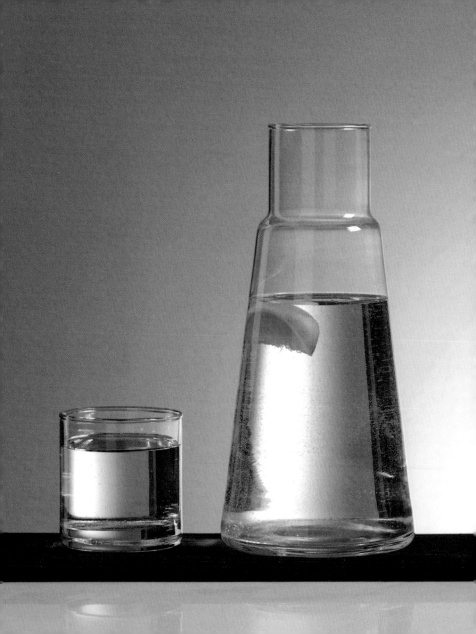

antienvejecimiento

Aunque se puede ser bello a cualquier edad, es importante cuidarse bien el cutis. Incluyendo las siguientes técnicas como parte de sus cuidados dermatológicos diarios, reafirmará, tonificará, alisará y rejuvenecerá su rostro.

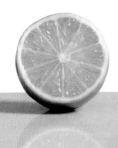

redefinir el rostro
estimulante

trabaje los músculos faciales para que las arrugas
poco profundas desaparezcan de su rostro

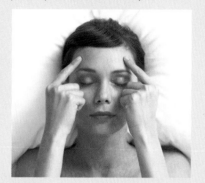 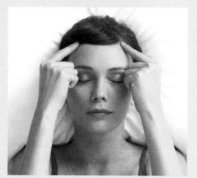

1 Antes de empezar, siéntese frente a un espejo y encuentre los puntos de presión que se trabajan en este masaje. Túmbese con una almohada bajo la cabeza y otra bajo las rodillas. Cierre los ojos y coloque los índices en la frente, sobre el punto medio de cada ceja. Presione y libere seis veces para relajar la zona.

2 Con suavidad, desplace los dedos hacia arriba hasta llegar al nacimiento del cuero cabelludo. Aquí se encuentran dos puntos que aportarán energía a todo el rostro. Presiónelos con las yemas, aguante unos momentos y libere. Luego, vuelva a presionar y a liberar seis veces. Mantenga siempre el contacto entre los dedos y la cara, respire con regularidad.

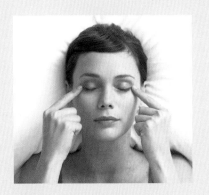 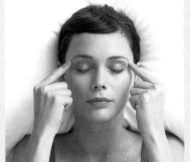

3 Coloque los dedos índices con cuidado sobre la comisura externa de los ojos. Localice la pequeña hendidura del hueso y presione suavemente. Aguante unos momentos y libere. Luego presione y libere seis veces manteniendo un ritmo constante. Esto aumentará la elasticidad de la piel en el contorno de los ojos.

4 Desplace los índices hasta la hendidura que hay en el extremo externo de las cejas. Presione, aguante unos momentos y libere. Luego, vuelva a presionar y a liberar seis veces. No ejerza demasiada fuerza en estos puntos y respire con regularidad.

redefinir el rostro

(continuación)

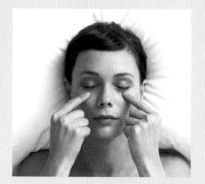
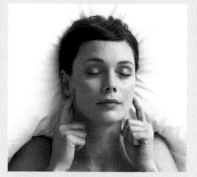

5 Coloque las yemas de los índices en el centro del hueso que hay bajo los ojos. Estimulando estos puntos ayudaremos a prevenir la aparición de ojeras. Localice la hendidura con cuidado de no hacerse daño en el globo ocular. Presione, aguante unos momentos y libere; luego, vuelva a presionar y a liberar seis veces.

6 Desplace los dedos hasta colocarlos sobre las articulaciones de la mandíbula. Estimulando estos puntos aportará energía a todo el rostro. Presione y aguante unos momentos. Luego, dibuje cinco círculos pequeños hacia la boca y otros cinco hacia las orejas. Presione, aguante unos momentos y libere. Vuelva a presionar y a liberar seis veces.

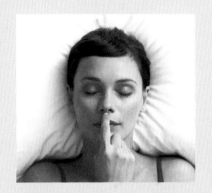 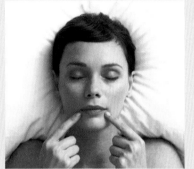

7 A continuación, coloque el índice de la mano derecha entre el labio superior y la punta de la nariz. Localice la hendidura situada sobre los dientes incisivos. Presione gradualmente, aguante unos momentos y libere. Luego, respirando con regularidad, presione y libere seis veces. Esto suavizará las arrugas de alrededor de la boca.

8 Coloque los índices sobre el mentón, bajo las comisuras de la boca y la encía inferior. Presione suavemente con las yemas y aguante unos momentos. Debe sentir una leve pulsación bajo los dedos que indica que el flujo de energía se está abriendo. Presione y libere seis veces. Por último, suelte poco a poco.

93

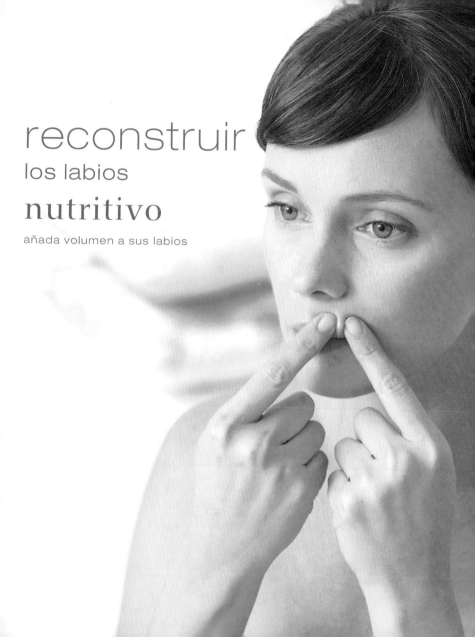

reconstruir
los labios

nutritivo

añada volumen a sus labios

1 Siéntese cómodamente con la espalda recta y los hombros relajados. Presione los labios uno contra otro, y al echar el aire al exhalar, hágalos vibrar soplando como si estuviera en la bañera y quisiera hacer burbujas en el agua. Libere, y al volver a exhalar, sople de nuevo. Repita tres veces.

2 Échese crema hidratante alrededor de los labios. Coloque el índice de la mano derecha sobre la comisura derecha de la boca y dibuje suavemente círculos pequeños, desplazando los dedos hasta llegar a la altura de la mitad del labio. Haga lo mismo partiendo de la comisura izquierda. Repetir tres veces en cada lado.

3 Coloque el índice de la mano derecha en el borde inferior del punto medio del labio inferior. Ejerciendo una presión suave, dibuje círculos pequeños desplazando los dedos hasta llegar a la comisura izquierda. Vuelva hasta el centro del labio y haga lo mismo en dirección a la comisura derecha. Repetir tres veces en cada lado.

4 (*página anterior*) Con los índices, apriete suavemente el músculo del labio superior, justo por encima de la comisura izquierda. Levántelo un poco, aguante, cuente hasta cinco y libere. Repita el movimiento a lo largo de todo el labio superior, trabajando en dirección a la comisura derecha. Por último, coloque todos los dedos sobre los labios y respire tres veces.

95

1 Dado que para este masaje necesitará utilizar crema hidratante, sería bueno que lo incluyera como parte de sus cuidados dermatológicos diarios, por la mañana o por la noche. Relaje los hombros. Puede estar de pie o sentado. Échese la crema en las mejillas, coloque todos los dedos a lo largo de los pómulos y respire con regularidad.

2 Cierre los ojos y, con todas las yemas de los dedos a la vez, presione los pómulos hacia los músculos de las mejillas. Trabajando con los dedos juntos y manteniendo la presión firme, dibuje lentamente cinco círculos profundos hacia la nariz y luego otros cinco en sentido contrario.

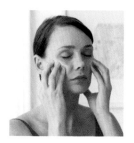

3 (*derecha*) Con los dedos índice, corazón y anular, dése una caricia desde la comisura derecha de la boca hasta la sien. Hágalo con ambas manos alternativamente y procure que los movimientos sean suaves, rítmicos y constantes. Continúe durante un minuto y repita en el lado izquierdo.

4 Junte los dedos índice y corazón de ambas manos y colóquelos a cada lado de la nariz. Al echar el aire al espirar, deslice suavemente los dedos a lo largo de los pómulos hasta llegar a las sienes. Procure no presionar los músculos ni tirar de la piel. Repita cinco veces. Por último, tómese la cara entre las manos y respire, dirigiendo la respiración hacia las manos tres veces.

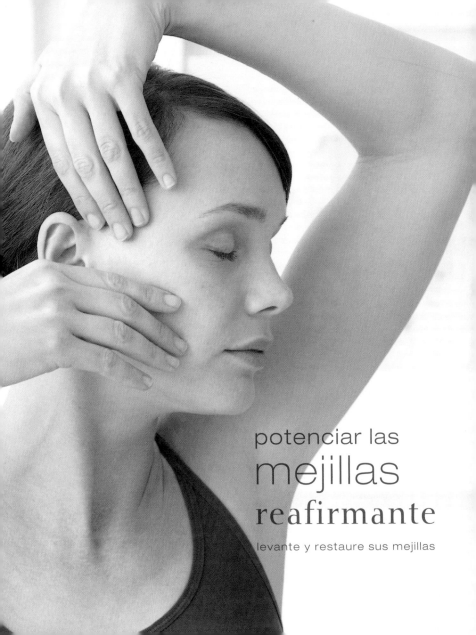

potenciar las
mejillas
reafirmante

levante y restaure sus mejillas

estirar la frente
reactivante

abra y alise la frente

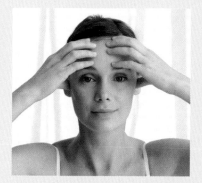 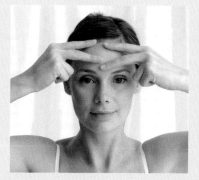

1 Siéntase o quédese de pie y relaje los hombros. Aplíquese crema hidratante en la frente para que los dedos puedan deslizarse mejor sobre ella. Extiéndalos y colóquelos sobre esta zona, con los pulgares en los pómulos. Al espirar, dibuje despacio y con firmeza varios círculos por toda la frente para liberar cualquier tensión acumulada. Continúe durante un minuto.

2 Forme una V con el índice y el dedo corazón de ambas manos. Coloque los dedos sobre la frente y deslice las V una dentro de otra con movimientos horizontales. Continúe durante un minuto, empezando poco a poco y aumentando la velocidad gradualmente. Trabaje toda la superficie de la frente.

98

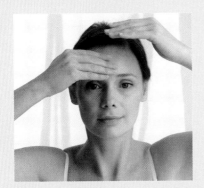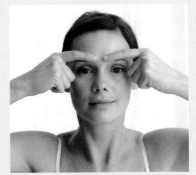

3 Con los dedos índice, corazón y anular de ambas manos, acaríciese la frente desde las cejas hasta el nacimiento del cuero cabelludo. Empiece por el lado derecho y vaya desplazando los dedos gradualmente hacia el otro lado. No ejerza demasiada presión y mantenga movimientos dinámicos y constantes. Respire con regularidad.

4 Coloque los dedos corazones sobre el extremo interno de las cejas y, con las yemas, presione y empuje ligeramente hacia arriba. Manteniendo una suave presión, deslice los dedos hacia el extremo opuesto. Libere y vuélvalos a colocar en el punto de partida. Repita la secuencia entera tres veces.

1 Aplíquese un poco de crema hidratante alrededor de los ojos, procurando no estirar la frágil capa de piel del lado inferior. Ciérrelos y, con los dedos índice y pulgar de ambas manos, apriete suavemente los músculos de las cejas por la zona más cercana a la nariz. Asegúrese de que los dedos no pierden el contacto con el hueso. Aguante, cuente hasta cinco y libere lentamente.

2 (*derecha*) Desplace los dedos a lo largo de los músculos de las cejas y siga apretando. Evite que los pulgares presionen el lóbulo ocular. Aguante, cuente hasta cinco y libere lentamente. Trabaje hasta llegar al extremo de las cejas. No debe pellizcarse la piel, sino simplemente agarrar los músculos que hay debajo.

3 Coloque los índices en la comisura interna de los ojos y, con las yemas, avance sobre el párpado superior, dibujando suavemente minúsculos círculos. Cuando llegue a la comisura externa, continúe por el párpado inferior y finalice en el punto de partida. Repita tres veces.

4 Coloque los dedos índice y corazón detrás de las orejas y, respirando con regularidad, dése un masaje con movimientos circulares suaves durante un minuto. En este punto se sitúa una reserva linfática y, al estimular el flujo linfático, actuamos sobre la zona del ojo y prevenimos la aparición de ojeras.

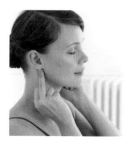

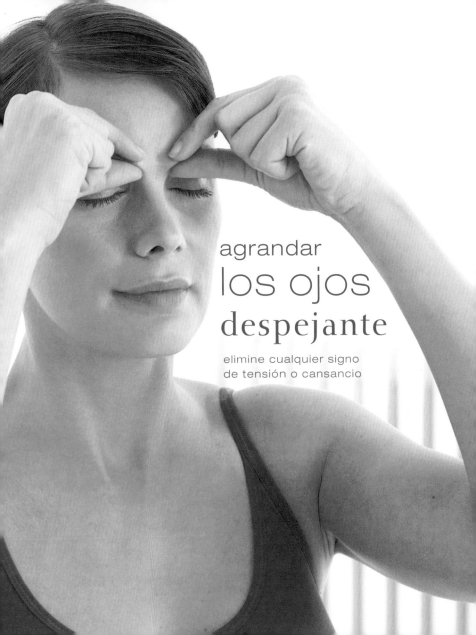

agrandar
los ojos
despejante

elimine cualquier signo
de tensión o cansancio

reafirmar
el cuello y el mentón
fortalecedor
restaure la fuerza de la parte inferior de su rostro

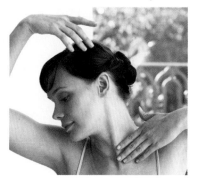 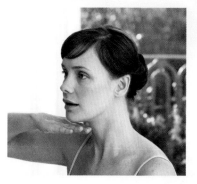

1 Aplíquese crema hidratante en el cuello y la zona del mentón para permitir que los dedos se deslicen perfectamente. Alternando ambas manos, dése caricias desde el pecho hasta la mandíbula durante un minuto. Empiece por el lado izquierdo del cuello y desplace gradualmente las palmas hacia el derecho. Procure que la presión sea suave y mantenga las muñecas sueltas y relajadas.

2 Coloque la parte superior de la palma derecha bajo el mentón y la mano izquierda descansando sobre el regazo. Abra ligeramente la boca para liberar cualquier tensión en la zona. Respirando con regularidad, dése golpecitos con un ritmo constante y dinámico bajo el mentón, procurando que la presión sea suave y evitando golpearse el cuello. Continúe durante un minuto.

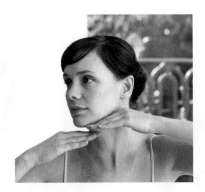 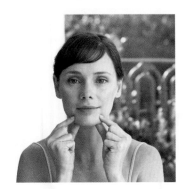

3 Con la parte superior de ambas palmas alternativamente, dese caricias en sentido ascendente desde debajo del mentón hasta la articulación de la mandíbula. Empiece por el lado izquierdo y recorra la mandíbula hacia el lado derecho. Mantenga un ritmo constante y procure que las caricias sean suaves y agradables. Evite acariciarse directamente el cuello.

4 Con los dedos índice y pulgar de ambas manos, pellízquese suavemente el mentón y la mandíbula, trabajando desde el lado izquierdo hacia el derecho. Procure tener las muñecas sueltas y que los movimientos sean suaves. Repita tres veces. Coloque las manos sobre el rostro, e inspire y espire tres veces.

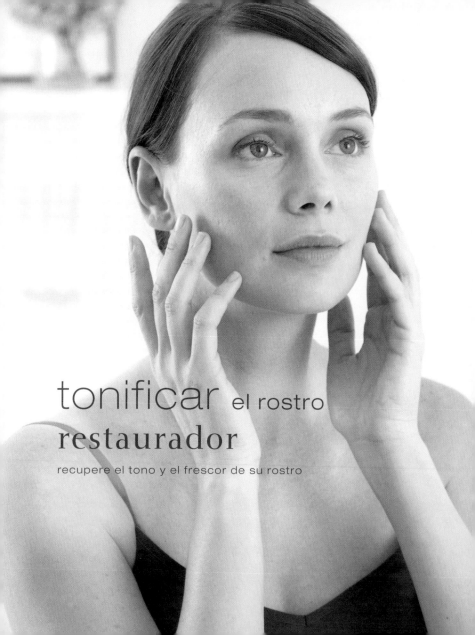

tonificar el rostro
restaurador
recupere el tono y el frescor de su rostro

1

Puede realizar este ejercicio de pie o sentado, con los hombros y el cuello relajados. Mire al frente y abra la boca todo lo que pueda. Mueva los labios como si estuviera rumiando, e introdúzcalos tras los dientes varias veces, involucrando en el movimiento los músculos del cuello y la mandíbula. Continúe durante un minuto.

2

Coloque los dedos de ambas manos en la frente, con los antebrazos descansando sobre el pecho. Incline ligeramente la cabeza para evitar tensiones en el cuello. Con las yemas, dése golpecitos por toda la zona durante un minuto. Mantenga los dedos rectos para crear un movimiento dinámico.

3

Desplace los dedos hacia las sienes y, con una presión muy suave, dése golpecitos durante 15 segundos. Haga lo mismo alrededor de los ojos, desde la comisura externa hasta la interna. Repita tres veces. Luego, siga dándose golpecitos a lo largo de los pómulos, empezando en ambos lados de la nariz y desplazando los dedos en dirección a las sienes. Repita tres veces.

4

(*izquierda*) Dése golpecitos en la mandíbula, desde las articulaciones hasta el mentón, durante un minuto. Por último, haga lo mismo en todo el rostro durante 30 segundos, descendiendo el ritmo, y luego tómese la cara entre las manos e inspire y espire tres veces.

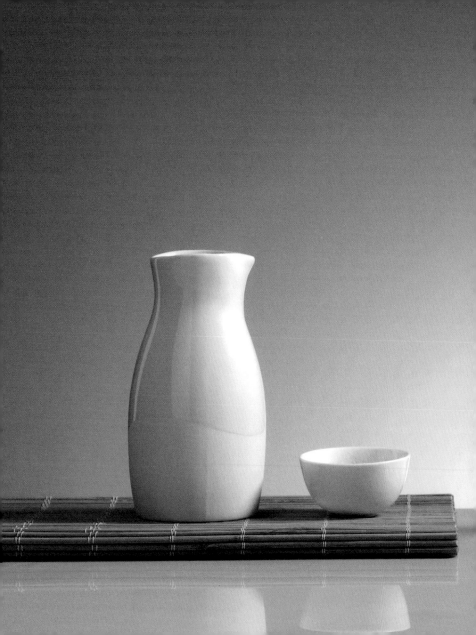

en compañía

¿Qué puede relajar más a su pareja que el calor de sus manos sobre su rostro? Estas técnicas no sólo liberarán la tensión y aumentarán el flujo de energía del rostro y el cuerpo de sus seres queridos, sino que les mandarán el mensaje de que son importantes para usted, construyendo y manteniendo la conexión que les une.

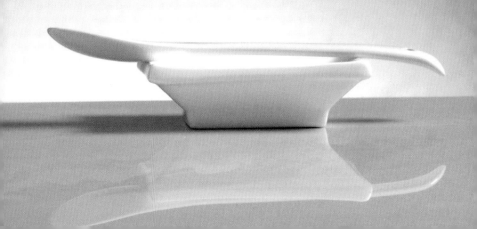

1 Pida a la persona a quien va a dar el masaje que se siente en una silla, con los pies en el suelo y las manos en el regazo. Quédese de pie detrás de ella y coloque suavemente las palmas sobre su cabeza. Mantenga las manos relajadas y los dedos juntos. Pídale que respire profundamente.

2 Imagine cómo un flujo de energía parte de sus pies y asciende por las piernas, recorre los brazos y, a través de las manos, llega hasta el cuero cabelludo de la persona que recibe el masaje. Visualícelo como una luz blanca y brillante que circula por todo su cuerpo. Luego, imagínela retrocediendo, desde el cuero cabelludo de quien recibe el masaje hacia sus manos, brazos y piernas, hasta llegar a los pies.

3 (*derecha*) Colóquese de pie en el lado izquierdo de la persona a quien da el masaje. Coloque la mano izquierda sobre su frente y la mano derecha detrás de su cabeza. Pídale que inspire, y cuando eche el aire, empuje delicadamente hacia arriba con ambas manos. El movimiento debe ser extremadamente suave. Aguante, cuente hasta tres y libere poco a poco. Repita tres veces.

4 Póngase detrás de la persona que recibe el masaje, coloque las manos sobre sus hombros y oprima los músculos de la zona. Hágalo con toda la palma para evitar pellizcarle la piel. Estire, aguante y cuente hasta tres. Repita. Por último, con las manos descansando sobre sus hombros, hágale respirar profundamente.

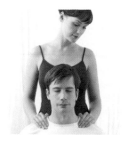

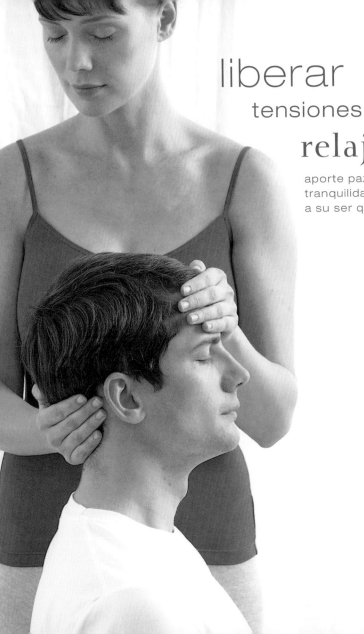

liberar
tensiones

relajante

aporte paz y
tranquilidad
a su ser querido

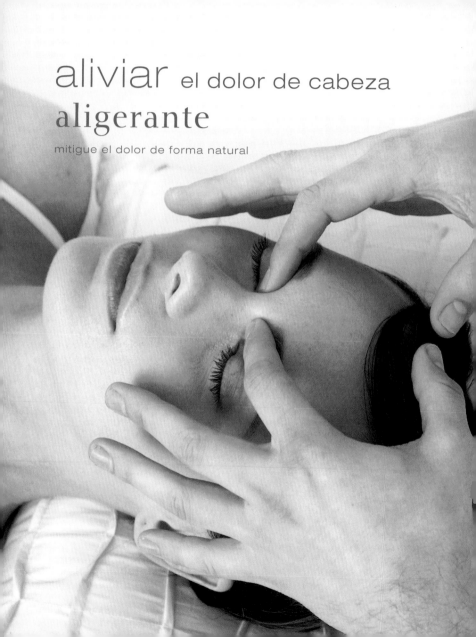

aliviar el dolor de cabeza
aligerante

mitigue el dolor de forma natural

1

Pídale a la persona que va a recibir el masaje que se tumbe en el extremo de la cama con la cabeza sobre una almohada. Siéntese en una silla y coloque las manos bajo su cuero cabelludo. Pídale que respire profundamente y, cuando eche el aire, presione con las yemas el hueso situado donde el cuello se une al cuero cabelludo. Aguante y libere poco a poco. Repita tres veces.

2

Coloque con delicadeza las manos sobre la zona superior del tórax de la persona que recibe el masaje. Presione suavemente y pídale que respire hondo tres veces. Sienta cómo sus manos se elevan cada vez que toma aire. A continuación, coloque las manos en su rostro con cuidado, sin taparle la nariz, y pídale que inspire y espire de nuevo tres veces.

3

(*izquierda*) Coloque los índices a cada lado de la parte superior de su nariz, justo bajo las cejas. Localice las pequeñas hendiduras situadas en este punto y presiónelas con las yemas. Aguante y cuente hasta diez. Debería sentir una leve pulsación que indica que la energía está circulando libremente. Libere despacio.

4

Coloque los índices en medio de sus cejas. Localice la hendidura del hueso en este punto y presione suavemente con las yemas. Cuente hasta diez y libere poco a poco. Coloque de nuevo las manos en su tórax y pídale que respire profundamente tres veces mientras vuelve a ejercer una suave presión.

111

1 (*derecha*) Pida a la persona que vaya a recibir el masaje que se siente en una silla con los pies descansando firmemente en el suelo. Sitúese detrás de ella y coloque las manos bien relajadas en la parte superior de su cabeza. Pídale que cierre los ojos y respiren hondo a la par tres veces, sintiendo a través del tacto y la respiración la fuerte conexión que les une.

2 Extienda los dedos sobre su cuero cabelludo y dibuje lentamente con las yemas varios círculos por toda la zona, procurando trabajar sobre los músculos y no limitarse a deslizar las yemas sobre el pelo. Los movimientos deben ser firmes. Trabaje todo el cuero cabelludo durante unos dos minutos.

3 Extienda los dedos sobre los músculos de la mandíbula, situados detrás de los dientes. Pida a la persona que recibe el masaje que abra ligeramente la boca y, cuando eche el aire, presione dibujando cinco círculos pequeños y firmes en sentido ascendente. Libere y repita tres veces. El músculo de la mandíbula es uno de los más fuertes de todo el cuerpo, no tenga miedo de presionarlo con firmeza.

4 Coloque los antebrazos sobre sus hombros, pídale que inspire profundamente y, cuando eche el aire, empuje hacia abajo. Aguante, cuente hasta tres y libere despacio. Por último, coloque las manos sobre sus hombros y respiren juntos.

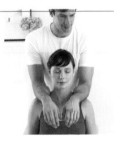

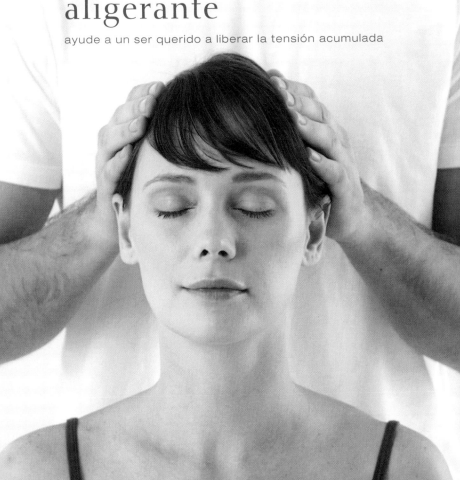

destensar
la cabeza y el cuello
aligerante
ayude a un ser querido a liberar la tensión acumulada

caricias de cariño afectuoso

relaje a su compañero tras un día agotador

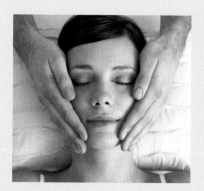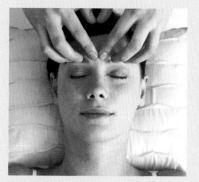

1 Pida a su compañero que se tumbe en el extremo de la cama con la cabeza sobre una almohada y cierre los ojos. Enrolle una toalla en sus rodillas y siéntese cómodamente en una silla detrás de su cabeza. Coloque las manos sobre su rostro y acaríciele lenta y suavemente tres veces, desde el centro de la cara hasta las orejas.

2 Coloque los dedos sobre sus cejas, de manera que los índices toquen la parte superior del tabique nasal y los meñiques el extremo de cada ceja. Presione gradualmente los músculos de la frente con la misma intensidad en todas las yemas. Aguante y cuente despacio hasta cinco. Debería sentir la tensión que se desvanece bajo sus yemas.

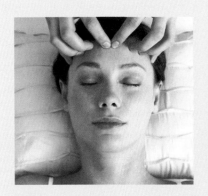

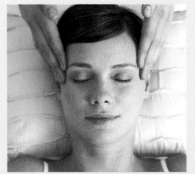

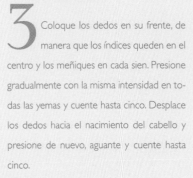

3 Coloque los dedos en su frente, de manera que los índices queden en el centro y los meñiques en cada sien. Presione gradualmente con la misma intensidad en todas las yemas y cuente hasta cinco. Desplace los dedos hacia el nacimiento del cabello y presione de nuevo, aguante y cuente hasta cinco.

4 Junte los dedos para formar una superficie plana con las manos y colóquelas en sus sienes. Presione y dibuje lentamente cinco círculos pequeños hacia usted. Es importante que mantenga la presión mientras realiza los círculos para evitar estirar su piel. Haga los círculos lo más precisos que pueda, trabajando la capa muscular situada bajo la piel.

115

caricias de cariño

(continuación)

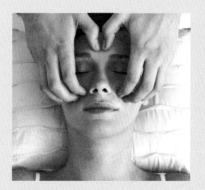 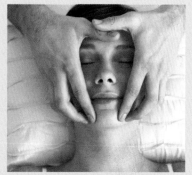

5 Extienda uniformemente los dedos a lo largo de las mejillas de la persona que recibe el masaje, justo bajo los pómulos, con los pulgares descansando en su frente. Presione gradualmente. Luego, coloque los dedos en forma de gancho y empuje hacia arriba como si quisiera levantar los huesos. Aguante, cuente hasta cinco y libere despacio. Repita tres veces.

6 Coloque los dedos a lo largo de su mandíbula, presione gradualmente el hueso y dibuje despacio varios círculos. Evite cambiar la posición de los dedos y manténgalos en constante contacto con la mandíbula. Cuanto más despacio realice los movimientos, mayor tensión liberará en los músculos.

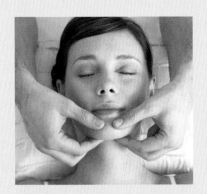

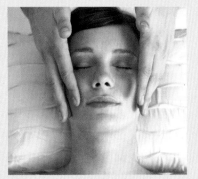

7 Sitúe los dedos índice y corazón bajo su mandíbula, con los pulgares descansando en la parte superior del mentón. Coloque gradualmente los dedos en forma de gancho, como si quisiera levantar el hueso. Aguante, cuente hasta cinco y libere despacio. Desplace los dedos hasta las articulaciones de la mandíbula y repita la secuencia.

8 Déle golpecitos por toda la cara con las yemas de los dedos. Empiece por la frente y gradualmente descienda hacia las mejillas, la zona de alrededor de los ojos, evitando el contacto con el globo ocular, y la mandíbula. Mantenga un ritmo constante y una presión suave que resulte relajante. Por último, repita el paso 1.

1

Pida a la persona que va a recibir el masaje que se siente en una silla, con los pies en el suelo y las manos en el regazo. Sitúese de pie detrás de ella y pídale que respire profundamente. Coloque las manos a ambos lados de su cabeza, con los dedos apuntando hacia arriba. Cuando expulse el aire, presione lentamente con las palmas. Aguante, cuente hasta tres y libere. Repita tres veces.

2

(*derecha*) Coloque los dedos sobre su cuero cabelludo y, con las yemas, presione y dibuje con firmeza varios círculos por toda la zona durante un minuto. Procure mover la piel contra el hueso; no debe oír cómo el cabello fricciona contra el cuero cabelludo.

3

Apoye su cabeza en la mano derecha y, con la izquierda, empiece friccionando el lado izquierdo del cuero cabelludo, suave pero vigorosamente, con toda la extensión de los dedos. Friccione hacia delante, hacia atrás, abajo y a los lados, por toda la cabeza. Continúe durante un minuto.

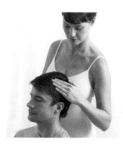

4

Siga friccionando hacia delante y hacia atrás, pero esta vez con los bordes de ambas palmas a la vez. Friccione todo el cuero cabelludo, empezando por el nacimiento del cabello y desplazándose hacia la base. Procure que el movimiento sea dinámico. Por último, repita el paso 1.

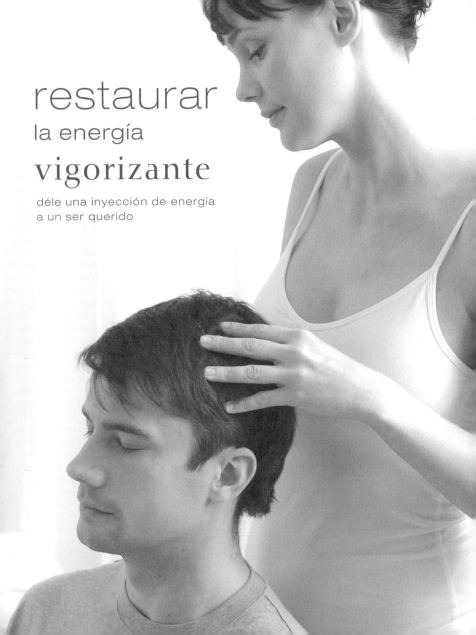

restaurar
la energía
vigorizante
déle una inyección de energía
a un ser querido

conciliar el sueño
calmante

prepare a su ser querido para un sueño profundo y reparador

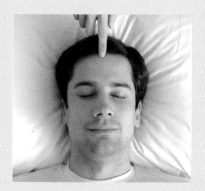 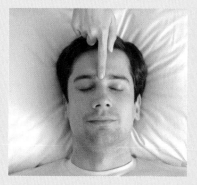

1 Pida a la persona que va a recibir el masaje que se tumbe con la cabeza en el borde de la cama. Respiren juntos tres veces. Coloque el índice de la mano derecha en el centro del nacimiento de su cuero cabelludo, presione gradualmente y dibuje despacio seis círculos en el sentido de las agujas del reloj y otros seis en sentido contrario. Repita la secuencia.

2 Desplace el dedo hasta el tercer punto, situado entre las cejas, y presione suavemente. Dibuje despacio seis círculos en sentido de las agujas del reloj, y otros seis en sentido contrario. A continuación, desplace los dedos hasta la parte superior del tabique nasal, donde sienta una hendidura pequeña pero bien definida. Presione y repita los círculos en ambas direcciones.

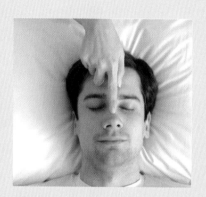

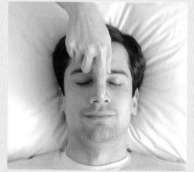

3 Con la yema del dedo, localice la pequeña hendidura situada en el centro de la nariz. Presione y dibuje lentamente seis círculos en el sentido de las agujas del reloj y otros seis en sentido contrario. Procure que el dedo no se deslice fuera de la hendidura.

4 Por último, coloque con cuidado el dedo en la punta de la nariz. En esta zona no hay hueso sino cartílago, que es más sensible, por lo que debe presionar con menor fuerza. Dibuje lentamente seis círculos en ambas direcciones. Por último, coloque las manos a los lados de la cabeza y respiren juntos tres veces.

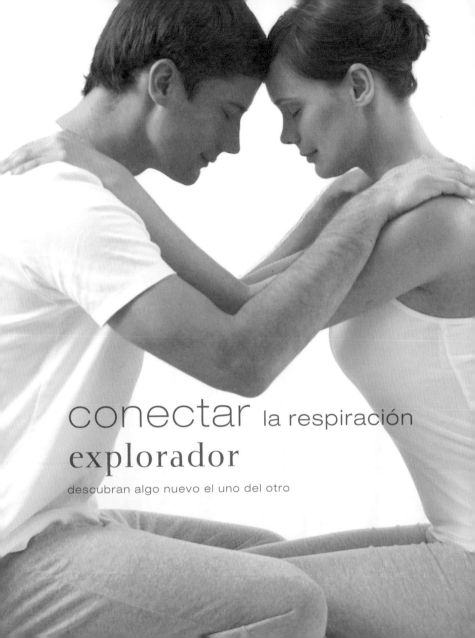

conectar la respiración

explorador

descubran algo nuevo el uno del otro

1 Siéntense uno frente a otro, lo bastante cerca para alcanzarse los hombros, con los pies descansando firmemente en el suelo. Tómense las manos y colóquenlas sobre el regazo. Cierren los ojos y respiren ambos profundamente. Relajen los cuerpos, empezando por el cuello y los hombros y descendiendo hacia la pelvis, las piernas y los pies.

2 Sin abrir los ojos, coloquen las manos en los hombros del otro y déjenlas descansando en este punto sin dejar de respirar profundamente. Fíjense en el ritmo de la respiración del otro y poco a poco sincronícenlas. Con cada respiración, relajen un poco más los hombros.

3 Con los ojos todavía cerrados, coloquen las manos en el rostro del otro, como si nunca antes se hubieran tocado. Vuelvan a sincronizar las respiraciones. Sientan el calor emanando de sus palmas en el rostro del otro. No las muevan, simplemente déjenlas en este punto, en silencio, explorándose el uno al otro a través de la respiración.

4 (*página anterior*) Coloquen las manos en los hombros del otro y, lentamente, acérquense hasta que las frentes se toquen. Sientan la presencia del compañero, su respiración y su energía. Quédense en esta posición el rato que quieran. Poco a poco, separen las cabezas y abran los ojos para mirarse uno al otro.

secuencias diarias

Si en los momentos en que dispone de más tiempo quiere realizar una secuencia de masajes, puede utilizar esta guía y seleccionar la que se ajuste más a sus necesidades. Puede realizar las secuencias en cualquier lugar donde disponga de las condiciones adecuadas.

índice

agradecimientos

agradecimientos de la autora

Quiero agradecer a todo el equipo de Duncan Baird Publishers el maravilloso trabajo realizado para hacer posible este libro; en especial a Grace, por su constante apoyo, a Manisha y Jantje, por poner tanto amor en cada detalle del diseño, y a Zöe, por ordenar mis caóticos pensamientos. También quiero agradecer a mi marido, Jean-Marc, su amor incondicional.

agradecimientos del editor

Duncan Baird Publishers quiere dar las gracias a Judy Barratt, a los modelos Nicolette Grobler y Eric Caffyn, a la artista en peluquería y maquillaje Tinks Reding y a los asistentes de fotografía Matt Livey y Zöe Ryan.